未病革命

新時代の健康づくり

株式会社WELL BE INDUSTRY代表取締役CEO
花高凌 著

セルバ出版

はじめに

「健康の価値ってなんですか？」これまで私はたくさんの方にカウンセリングしてきましたが、この質問にきちんと答えられる人はほとんどいません。多くの場合、人は何かを失って初めてその真の価値に気づくものです。健康もその１つであり、失ったときに初めてその大切さを痛感するのです。

「健康はすべてではないが、健康を失うとすべてを失う」という言葉があります。人間関係や仕事、お金など、これまで大切にしてきたものも、実は健康がなければなんの意味もなさないのです。

２０１５年の５月、私の母は乳がんからの全身転移でこの世を去りました。私はこの経験を忘れません。

勉強熱心だった母はまさに死にものぐるいで、がんや栄養学、免疫学や酵素学の勉強をしていました。さまざまな代替治療に挑戦し、お金も時間も費やしていました。それでも、母の病状は徐々に進行し、最後にはあれほど拒んでいた抗がん剤をいよいよ投与することになりました。すると、母はみるみる衰弱し、最後には生きる希望を失い『早く死にたい』というようになりました。

家族としてはこれほど悔しいことはありません。私はただただ横で見守ることしかできず、無力感を痛感しました。

「健康になるチャンスがお金や運に左右されてはいけない」

「健康に関する本当の情報を平等に得ることのできる社会をつくりたい」

そんな想いを強く感じました。そして、悔しい想いをする人を1人でも減らしていくことが母への叶わなかった親孝行になると信じています。そこで、私はもう一度立ち返りました。

「人はなぜ病気になるのだろう?」

その答えは、目の前にありました。毎日の小さな習慣の積み重ね、生活習慣です。自分が病気になると感じながら生活している人はいません。誰もが病気だと診断されて初めて危機意識を持つものです。病気になってからではなく、病気になる前の「未病」の段階から行動を変え、そして習慣をつくっていくことで未来が変わるのです。

そんな想いを胸に、日本に新しい健康づくりの仕組みをつくるため2018年に会社を設立しました。しかし、実際にやり始めてわかったことは世の中の人は想像以上に健康について興味がないということです。口では大事とは言いながらも、実際には行動してくれないし、行動してくれないということは購買しないので、ビジネスにならないということです。創業して1年半は収入がほぼなく、隙間時間でアルバイトをしながら必死に続けてきました。

「世の中に必要とされてるし、共感はするけど、それでどうやって儲けるの？」

数々のビジネスピッチでプレゼンをするたびに、散々言われてきました。頭の中には理想があっても、現実は全くうまくいきませんでした。早朝に皿洗いのアルバイトをしているときに、もう諦めてサラリーマンに戻ろうと何度も考えました。それでも自分の中にある理想と、母から命懸けでいただいた天命を諦めるわけにはいけないとボロボロになりながら、思いつく限りできることは全部試していきました。

そして、世の中はコロナ渦に突入し、少しだけ健康に興味をもつ人が増え始めて、私たちの想いに共感する人が増え始めました。その頃から毎週開催し始めたオンライン無料勉強会「管理栄養士も知らない未病予防栄養学勉強会」は、２０２４年４月現在も続けていて第２５０回を越え、累計１万人以上に参加いただきました。

このように実際に活動を続けていて感じたことは、ただ知識を並べるだけの評論家になってはいけないということです。現実をみながら、健康づくりの理想をいかに社会実装していけるかを起業家として考えていくことです。だから、未病産業を創出していくことが弊社の理念、そして私自身の理念なのです。きちんと経済が循環して、三方よしの未病エコシステムをつくり上げるということです。

さて、本書では、まだ世の中で正しく理解されていない未病という概念について解説し、そこからその重要性について考察していきます。第1章では未病についての基本的な考え方について、第2章から第4章までは、健康づくりに必要な要素について網羅的に解説しております。健康を考えるときには、広い視野でさまざまな領域に関する知識が必要になるからです。第5章以降は、いかにして健康の価値を伝えて、社会実装していくのかについて考察をしております。

本書は、ご自身や家族の健康管理を目的にした方も、健康づくりを支援しているプロフェッショナルの方も、また国や行政で健康増進について取り組んでいる方も気づきが得られる内容として構成しております。みなさんの興味のある章から読み進めていただいて結構です。

本書が、読者のみなさんの何かの気づきになり、人生を変える小さなきっかけになれば、これ以上嬉しいことはありません。

さて、一緒に「健康の価値」について考えてみましょう。

２０２４年５月

株式会社 WELL BE INDUSTRY　代表取締役ＣＥＯ　花高　凌

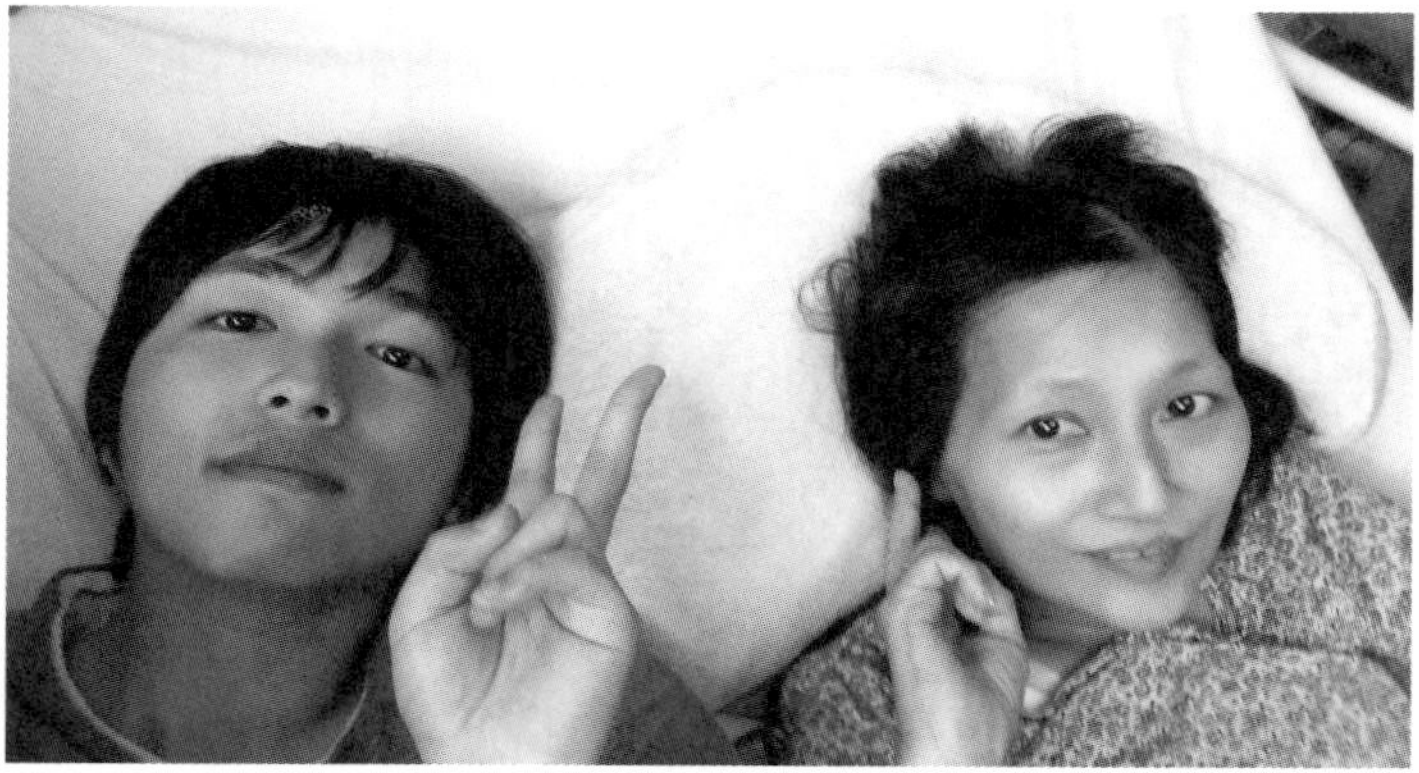

2015年、母との最後のツーショット

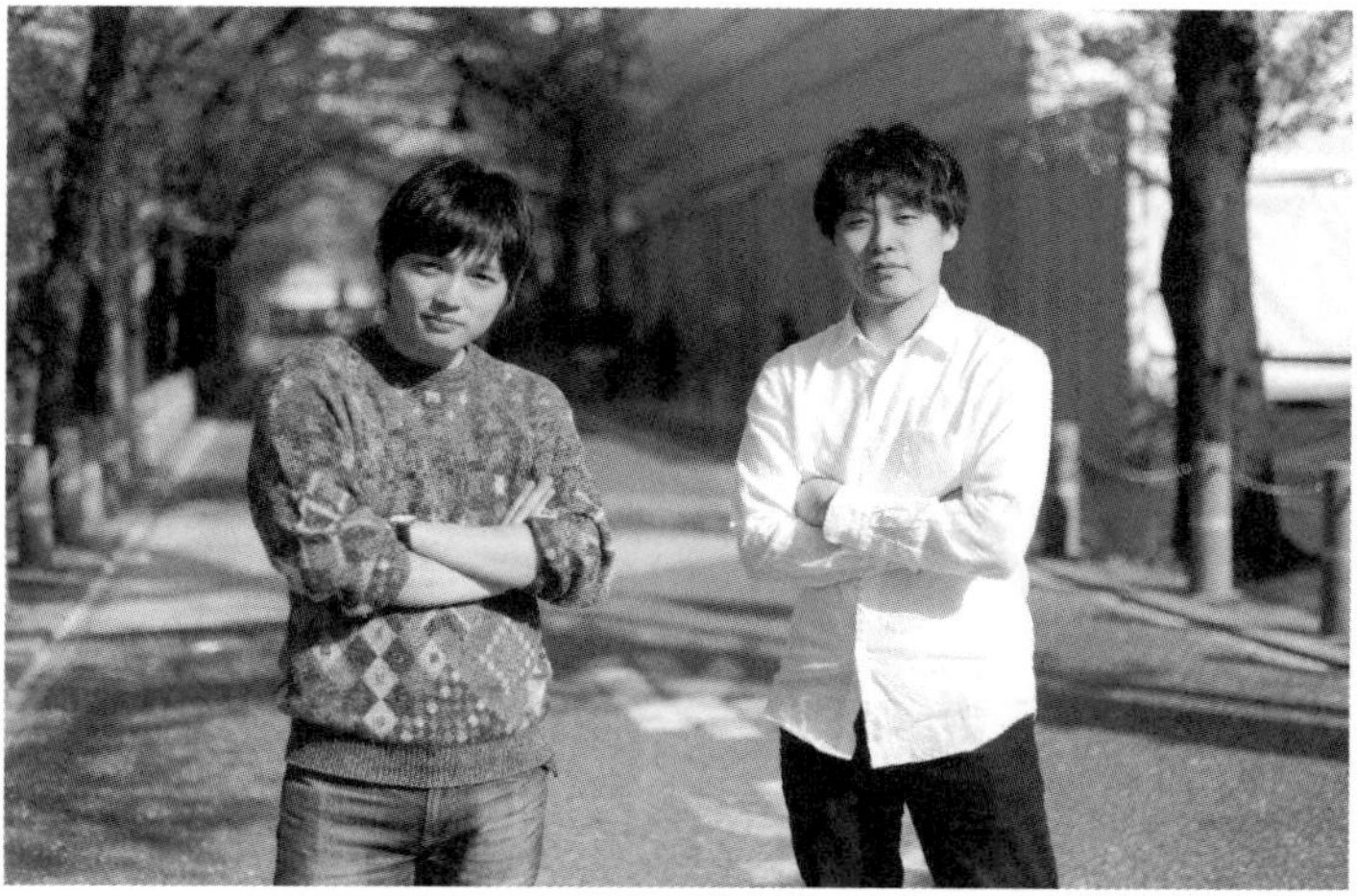

2018年創業時、山本卓満とのツーショット

未病革命　新時代の健康づくり　目次

第3章　マインドと未病の関係性

第4章　未病に関わるさまざまな生活習慣

第5章　なぜ健康の価値が伝わらないのか

第6章　未病の未来を考える

第１章

未病ってなんだろう

1　未病とは

あなたはすでに未病の状態？

未病とは、「健康と病気の間の状態」を指します。言い換えると、まだ病気としては診断されていないが、身体や心に何らかの不調やリスクが存在している状態です。

未病というと、病名の1種のように考えられがちですが、〝健康〟や〝病気〟のような状態のことを表しています。この未病の段階を見逃さず、病気になる前に対処することが、将来の健康を守る鍵となります。

未病は、さまざまな原因によって引き起こされます。生活習慣や遺伝的な要素などが未病の発生に関与します。例えば、過度なストレスや不摂生な食生活、運動不足などは、未病のリスクを高める原因となります。

未病は自覚症状の有無や医療機関での検査結果によって、2つのタイプに大別されます。それが未病Ⅰと未病Ⅱという領域です。未病Ⅰは、自覚症状はあるが、医療の検査結果に異常が見られない状態を指します。一方、未病Ⅱは、自覚症状はないが、医療の検査結果に異常が見られる状態です。

2つのタイプの未病

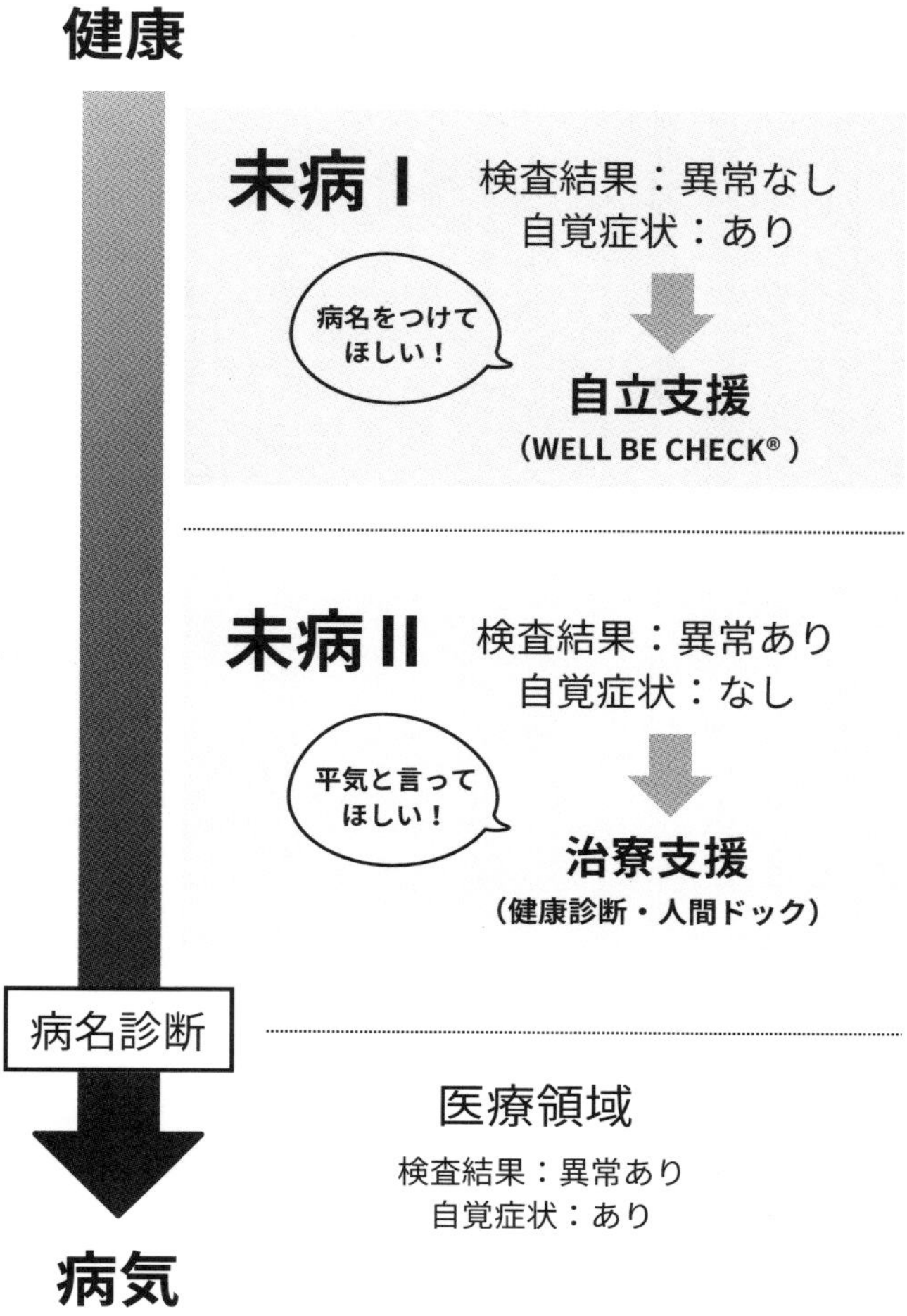
健康
未病Ⅰ
検査結果：異常なし
自覚症状：あり
病名をつけてほしい！
自立支援
（WELL BE CHECK®）
未病Ⅱ
検査結果：異常あり
自覚症状：なし
平気と言ってほしい！
治療支援
（健康診断・人間ドック）
病名診断
医療領域
検査結果：異常あり
自覚症状：あり
病気

未病Ⅱの場合は定期的に健康診断や人間ドックを実施することで発見でき早期治療で対処できる領域になります。

しかし、未病Ⅰへの対策は厄介です。未病Ⅰの方は自覚症状はあるが、医療での検査結果では原因が不明とされる状態です。この人たちはむしろ病気と診断してほしい状態なのです。

このように医療領域では診断名がつかないと対処できず、その根本的な原因までは特定が困難なのです。

未病の段階において自身の状態を客観的に理解することで、はじめて危機意識が生まれ、それによって正しい健康管理が可能になります。超高齢化社会に突入していく日本において、未病という概念はますます重要性を増していきます。

日本の超高齢化社会問題と未病

日本は世界でも類を見ないほどの超高齢化社会を迎えています。平均寿命の延びや低い出生率などにより、高齢者の割合が急速に増加しています。この超高齢化社会において、健康寿命延伸の問題はますます重要性を増しているのです。

高齢者が未病の状態を放置した場合、それが将来的に病気や障害につながるリスクが高まります。そのため、高齢者の健康管理は未病段階での早期対策に重点を置く必要があります。

さらに、高齢者の健康問題は個人だけでなく、社会全体にも影響を与えます。進行すると、それに伴う医療費や介護費用が増大し、社会保障制度に負担をかけることになります。また、高齢者の健康問題が増えることで、労働力や経済活動の減少も懸念されます。

このような状況を踏まえると、日本の超高齢化社会においては、未病対策がさらに重要になってきます。

高齢者の健康を維持し、未病段階でリスクを最小限に抑えることが、社会全体の健康と持続可能性を確保するために不可欠なのです。そのためには、医療や介護だけでなく、予防や健康増進の仕組み化が必要です。

そして、高齢者のみならず、若年層も未病対策に積極的に取り組むことが重要です。若いうちから健康意識を高め、健康な生活習慣を身につけることで、将来的な病気のリスクを軽減し、高齢化社会における健康問題の負担をさらに軽減することができます。

未病対策は、高齢化社会における健康問題だけでなく、社会全体の持続可能性にも関わる重要な課題です。政府や地域社会、個人の協力により、未病対策を推進し、健康で豊かな社会の実現に向けて努力していくことが求められています。

健康無関心層へのアプローチ

健康無関心層とは、健康に関心を持たず、健康に関する情報や取り組みに無関心な人々のことを指します。この層に対するアプローチは、これからの日本社会においてとても重要です。

健康無関心層へのアプローチの必要性は、厚生労働省が発行する健康づくりの指針である「健康日本21」にも示されており、国としての大きな課題の1つになってきています。

まず健康無関心層にアプローチすることは、健康格差の解消につながります。健康格差は深刻な問題で、健康格差には情報格差や経済格差、教育格差などのたくさんの原因が絡んでいます。

残念ながら生まれた家庭環境や教育環境によって健康格差が生まれてしまっているのが現状なのです。

実際にアメリカでは深刻な格差社会が生まれており、経済的に恵まれない環境では食習慣は炭水化物中心のジャンクフードに偏ってしまい、またその状況に対しても違和感を持たない価値観が形成されてしまうのです。その結果、気がつけば糖尿病やがんなどの深刻な生活習慣病に陥ってしまいます。

こういった状況にならないためにも、若いときからの健康づくりが重要になるのです。

しかしながら、若年層にはなかなか健康という言葉はイメージできないことが多いです。健康無関心層へアプローチするためには「健康」という言葉ではなく、「美容」や「身だしなみ」「パフォーマンスアップ」といった言葉に変換し、〝健康ってかっこいい〟というカルチャーを発信していく必要があるのです。

そのために、政府や地域社会、医療機関、企業など、様々な組織が連携し、健康無関心層に対するアプローチを強化していくことが必要です。

国民皆保険の弊害

国民皆保険は、日本が誇るべき制度の1つです。しかし、その一方で、予防や健康づくりの面では、国民皆保険の存在が逆に足かせとなることがあります。

国民皆保険の制度により、医療費のほとんどが公費で賄われるため、個々の健康管理や予防意識が後回しにされがちです。

つまり、医療費の負担が軽減される一方で、予防や健康づくりへの意識が低下する傾向があるのです。

また、医療機関の側も、国民皆保険制度に頼りがちなため、予防や健康づくりに特化したサービスや取り組みを行う意欲が低くなることがあります。その結果、病気になってからの治療にフォーカスされがちであり、健康を維持するための支援や啓発が不十分になることが懸念されます。

さらに、国民皆保険制度では、医療費の効率的な使い方やコスト削減が重視されるため、予防や健康づくりに必要な時間やリソースが確保されにくいという側面もあります。そのため、医療機関や医療従事者の間で、短時間で効率的な治療を提供することが優先される傾向があるのです。

このように、国民皆保険制度は医療費の負担を軽減する一方で、予防や健康づくりにおいてはさまざまな課題を抱えています。そのため、制度改革や個々の意識改革が必要とされています。健康づくりのためには、予防や健康維持に重点を置いた支援や取り組みが必要であり、国民皆保険制度とのバランスを見直す必要があるのです。

日本の健康教育の実態

日本の健康教育の実態について考えてみましょう。学校で健康づくりの方法を十分に学べたかというと、私自身はそうではありませんでした。保健体育の授業で少し勉強した程度で、体系的な健康づくりの方法を教わった記憶はありません。

なぜなのでしょうか？　それは、大人がそもそも知らないからです。学校の先生たちも健康について深く学んでいないし、むしろ過酷な労働環境の中で健康を害している先生も少なくありません。このような状況下で、子供たちに健康づくりを教えることは難しいのです。

健康は子供たちにとって非常に重要な要素です。しかし、学校での健康教育が不十分であるため、子供たちは健康について正しい知識やスキルを身につける機会がありません。健康に関する正しい知識や行動パターンを身につけることができれば、将来の健康への意識が高まり、病気や障害を予防することができるはずです。

健康の重要性を考えれば、健康づくりという1つの科目にすべきです。それほど健康は学ぶ価値のある内容であり、さらに栄養に関しては、高校教育で化学や物理のように独立して「栄養」という科目をつくるべきだと考えています。

さらに学校教育だけでなく、家庭や地域社会でも健康づくりに関する啓発活動も重要です。親や地域の大人が、健康に関する知識や生活習慣を身につけ、それを子供たちに伝えることが重要です。

また、政府や自治体が積極的に健康教育の充実を図ることも必要です。健康教育の改善は、社会全体の健康水準の向上につながる重要な取り組みであり、これからの国力においても不可欠な要素なのです。

医療と未病は領域が違う

医療と未病は明確に領域が異なり、違った観点で理解が必要であることを知っている人は多くありません。一般的には、医療従事者は健康のスペシャリストだと考えている人が多いですが、正確な表現ではありません。

医療の目的は「病気を治療すること」であって「健康づくりのための指導」ではないということです。

私はこれまで累計1万人以上の方に対して、未病と健康に関する勉強会を開催してきましたが、そこにはたくさんの医療従事者が参加しています。その中で感じることは、参加者の健康づくりに関する知識が驚くほど乏しいということです。

これは医療を否定しているのではなく、やはり医療と未病は役割が明確に違うということを示しています。医学部では健康づくりに関することは、ほとんど習わないということです。気になる人は、一度かかりつけ医に「健康になるためには何が必要ですか？」と聞いてみてください。

医療の目的は病気を治療することで、未病の目的は病気に移行しないように生活習慣を変えていくことです。そしてこの2つ領域を共存させ、橋渡ししていくことが大切なのです。こういった理由から私は矛盾した概念である「予防医療」という言葉は使いません。

未病Ｉと医療の比較表

	未病Ｉ	医療
目的	生活習慣を改善	病気を治療
対象者	検査結果：異常なし 自覚症状：あり	検査結果：異常あり 自覚症状：あり
誰が	専門家チーム （食・運動・睡眠・メンタルなど）	医療従事者
どこで	どこでも （オンラインも可能）	病院 クリニック
エビデンス	行動変容 自覚症状	検査結果 （バイタル・血液検査など）

医療においては、診断名が決まれば医薬品の処方や手術などによって治療が進められていきますが、健康づくりにおいては、原因はもっと複雑で、さまざまな生活習慣の背景を想像しながら進めていく必要があります。1人ひとりの人生に向き合い、根っこの原因を見つけていく努力が不可欠になるのです。

2　生活習慣は、生き方そのもの

生活習慣ってそもそもなに？

未病の目的は、病気に移行しないように生活習慣を変えていくことです。では、ここでいう生活習慣とは具体的にどんな習慣なのでしょうか？

その答えの前に、まずは習慣とは何かということを考えてみましょう。

習慣とは、日常生活で繰り返し行われる行動や思考のパターンのことです。これは、何度も行われることで無意識的に行われるようになり、自然な行動や思考として身についていきます。

習慣は、私たちが日常生活をスムーズに進めるための一種の自動化プロセスであり、意志力や集中力を必要とせずに行動を行うことができるものです。

つまり生活習慣というのは、普段の生活の中で意志力や集中力を必要とせずに繰り返し行われる行動や思考のパターンのことを指します。ここでのポイントはすべて思考から行動が生まれていくということです。

みなさんは常に生活の中で思考し、選択し決断して、実行しているはずです。その思考や選択の基準は人によって異なり、それはある意味では「生き方」とも言えるのです。生き方は幼少期から家庭や地域の環境などによっても左右されます。

よって生活習慣を変えるということは、「生き方の見直し」とも言えることで簡単なことではないということです。

「その人の生き方に寄り添い、よりよい生き方を提案していくこと」こそが生活習慣指導のあるべき形なのです。

では、生活習慣には具体的にどんな習慣があるのでしょうか？　ここでは大きく5つの習慣に分類したいと思います。

それが①マインド習慣、②食習慣、③ストレス習慣、④睡眠習慣、⑤運動習慣です。

これらは、どれ1つとして欠かすことのできない習慣で、バランスが取れていることが重要です。健康づくりにおいては、このように多くの領域の習慣を俯瞰で理解し、最もボトルネックになっている習慣から順番に改善していく必要があるのです。

生活習慣のドミノ倒しは手前から直す

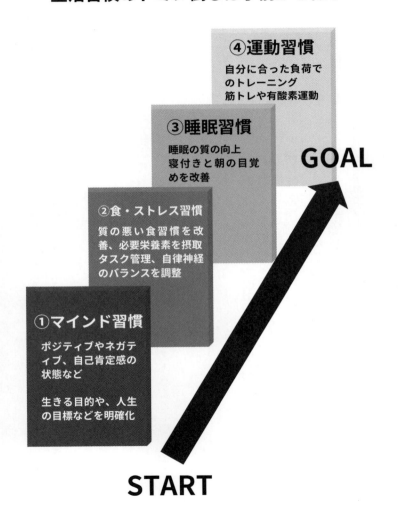

優先的に改善すべき生活習慣

生活習慣の中には大きく分けて５つの習慣があり、どれ１つとして欠かすことのできない習慣であるとお伝えしましたが、残念ながら一度にすべてを改善することはできません。人によって、問題となっている生活習慣のバランスは異なりますが、多くの場合はこれらが複雑に絡み合っています。

生活習慣の話をするときには、ドミノ倒しをイメージするとわかりやすいです。ドミノ倒しはたくさんのピースが必要ですが、途中で倒れてしまったときにどのピースが倒れると被害が一番大きくなるでしょうか？　より手前のピースほど倒れてしまったときの被害は大きくなるはずです。

このように生活習慣も繋がっており、倒れてしまったピースの中で最も手前のものはなにかを見つけていくことが重要です。

例えば、明らかに食習慣に問題がある人であっても単に自炊をはじめてみましょうという安直なアドバイスだけでは改善は難しいでしょう。食習慣の乱れというのは、ドミノ倒しでいうゴール側で倒れているピースであって、より手前で倒れているピースは他にあるということです。

なぜ食習慣に問題が生まれてしまうのかの背景まで考察することが重要です。人によっては、仕事が忙しすぎてストレスが過多で自炊する余裕がないという人もいるでしょう。人によっては、生きる意味が見出せず健康的な食事に対してもモチベーションが沸かないという人もいるでしょう。

みなさんの一番ボトルネックになっている生活習慣はなんでしょうか？　これをきちんと言語化し、自己分析していくことです。そのために必要なことこそが、「未病の数値化」です。まずは今自分が病気からどれくらいの距離にいるのかの現在地を知り、1つずつコツコツと生活習慣を改善していくしかありません。

生活習慣も遺伝する

私は学生時代、大腸菌の遺伝子工学を専攻し遺伝子の改変をしていました。遺伝学の世界の中でしばしば話題になるテーマがあります。それは「遺伝か、環境か」というテーマです。

つまり、私たちの能力や性格、健康状態は何が原因で決定していくのかという疑問です。結論からお伝えするとざっくり半分くらいは遺伝で決まっています。この事実をみなさんはどう感じますか？

変えられない部分が半分あることに悲観的に感じる人もいるでしょうし、一方では逆に半分くらいは環境を変えていくことで変えられると前向きに感じる人もいるでしょう。

私は後者の考え方です。与えられた遺伝子の運命を受け入れ、残り半分は正しい知識と正しい努力によって変えられるのです。

問題は正しい知識と正しい努力がないということです。カウンセリングしていると、自分の健康には興味がないのに、子供の健康となった瞬間に必死に訴える方が多いです。

しかし残念ながら親が不健康なのに子供だけが健康な家族はいません。子供は必ず親の背中をみて育ちます。親の不健康な生活習慣が子供に引き継がれ、同じような病気になり、同じような人生の最後を迎えていくことが多いのも事実だということです。

面白い実験を紹介します。卵を室温で数週間放置したらどうなると思いますか？　当然、卵は腐ります。しかし同じ卵を37・5℃の環境において、日に3回、回転させれば、結果はまったく違ってくるのです。腐らず、チュンチュンと鳴く元気なひよこが生まれるのです。

自分は遺伝的に病気になるんだと諦めるのではなく、環境によってその運命は変えられるということを私はこれまでたくさんのカウンセリングをしてきて確信しています。健康は自分のためだけではなく、子供の幸せのためにも考えてみることが大切です。

エピジェネティクスな遺伝と生活習慣

せっかくなのでもう少し遺伝について深掘りしてみましょう。

エピジェネティクスは、生活習慣や環境が遺伝子の働きをコントロールするメカニズムを指します。つまり、遺伝子そのものは変わらなくても、生活習慣や環境が遺伝子の働き方を変えることができるのです。食事や運動、ストレス、睡眠などの生活習慣が、体内の遺伝子の働きを変化させることが報告されています。

例えば、食事の質や量、栄養素のバランスがエピジェネティックな変化を引き起こすことがわかっています。また、運動はＤＮＡに影響を及ぼし、健康によい変化をもたらすことが知られています。

これらの生活習慣が引き起こすエピジェネティックな変化は、個人の健康や疾患のリスクに影響を与えることがあります。

ストレスや睡眠不足も、体内の遺伝子の働きを変える可能性があります。ストレスは体内の炎症を引き起こすことがあり、睡眠不足は遺伝子の発現を変化させることが報告されています。

このように日々のあらゆる生活習慣によって遺伝子の発現スイッチが変化し、ＤＮＡ自体が変わらなくても遺伝子の読取箇所が変化することで結果が変わっていくのです。

つまり遺伝的にも健康を維持するためには、生活習慣の見直しが重要だということです。バランスの取れた食事、適度な運動、ストレスの管理、良質な睡眠などの健康な生活習慣が、体内の遺伝子の働きをサポートし、健康を促進することができるのです。

3　自覚症状から未病を数値化するWELL BE CHECK®

あなたは健康ですか?

「あなたは健康ですか?」と聞かれたとき、多くの人は「たぶん健康です」と答えるでしょう。しかし、健康の基準は人それぞれ異なるため、自分が健康かどうかを正確に把握している人は少ないかもしれません。

実際、病気ではないけれども、完全に健康とも言えない状態があります。それが未病であり、未病の中でも、病気からどれくらいの距離にあるのかを正確に認識することが、健康づくりのスタート地点です。

未病とは、健康と病気の間の状態です。この未病の状態を見逃さず、早期に対処することが、将来の健康を守る鍵となります。「健康」か「病気」という単純な二分論ではなく、病気と健康の間にはさまざまな段階が存在するのです。

そして、自分が未病のどの段階にいるのかを正確に把握することが重要です。自覚症状がない場合でも、医療の検査結果に異常が見られる未病Ⅱの状態にあるかもしれません。

逆に、自覚症状はあるものの、検査結果には異常が見られない未病Ⅰの可能性もあります。自分の健康状態を見極めるためには、定期的な健康チェックや検査が必要なのです。未病から健康への道のりは、自分の状態を正確に把握し、適切な対処をすることから始まります。日常生活で感じるささいな不調や異変にも目を向け、無視せずに対処することが大切です。また、健康に向けた行動を習慣化し、継続することも重要になってきます。

自覚症状こそが未病数値化の鍵

どのように未病を数値化すればいいのでしょうか？

先述のように未病には2つの領域があるとお伝えしましたが、未病の数値化の中でも「(病院での) 検査結果に異常はないが、自覚症状がある状態である」未病Ⅰの数値化は特に難しい領域とされています。病院においては、未病Ⅰは対処できないので放置されてしまっているのが現状で、対象者は自覚症状の原因がわからず苦しみ続けているのです。

そこで注目すべきなのは、「自覚症状」です。私たちのカラダとココロが病気になる前は、多くの場合、自覚症状という形でSOS信号を送っているのです。つまり、自覚症状の組み合わせから原因を類推することで改善すべき生活習慣が見えてくるのです。

例えば、手足が攣《つ》りやすいという自覚症状の原因の1つにマグネシウム不足があります。なぜならマグネシウムが筋肉を弛緩するときに必要な栄養素だからです。他にも食事の後に急激に眠くなるという自覚症状の原因には血糖値コントロールができていないという可能性が考えられます。

このように自覚症状の組み合わせを分析することで、その人のカラダやココロに何が起こっているのかを推測することができます。これによって、改善すべき生活習慣や栄養摂取の側面が見えてきます。

自覚症状が重要なのは、それがカラダやココロのバランスが崩れつつあるサインであり、それに早めに対処することで未病段階で気づき、その後の行動変容へ繋げていくことができるのです。

自覚症状の組合せで未病を数値化「WELL BE CHECK®」

WELL BE CHECKは、分子栄養学等で明らかになっている膨大なビッグデータをベースとし各自覚症状に関与する栄養素を基に統計学的に判定する設問ツールです。普段なかなか意識しにくい健康の重要性を病気になる前に気づくことを目的として開発しました。

原因から結果を類推するのではなく、結果から原因を類推するのがWELL BE CHECKの考え方です。

また紐づくデータは分子栄養学、分子矯正医学、酵素栄養学の文献や著書および諸論文などを参考にデータベース化しております。未病領域の難しさは、医療における検査結果との整合性がとれないことにあります。

よってWELL BE CHECKは決して病気の診断を目指すものではありません。WELL BE CHECKの目的は病気になる前の気づきを与え、具体的な行動変容へ誘導することです。

WELL BE CHECKは、自覚症状の組み合わせから生活習慣を構成する5つの習慣（①食習慣、②運動習慣、③睡眠習慣、④ストレス習慣、⑤マインド習慣）のバランスをスコア化することが可能です。

またWELL BE CHECKは実施ハードルが低いというのも強みです。チェック料金が無料で、LINEアプリで実施できるので新しいアプリのインストールも必要としません。

病気と診断されていない未病段階では高額な検査や、血液や遺伝子の採取などの手間は大きな障害となります。実際に問題が起きないと対処しようとしないのが人間の性です。

つまり、実施ハードルをとにかく下げるという点も未病の数値化において欠かせない要

素の1つになるのです。

未病と医療の橋渡し

WELL BE CHECKは、健康診断や人間ドックを代替するものではありません。

健康診断や人間ドックの目的は、疾病の早期発見ですが、WELL BE CHECKの目的は、病気の診断ではなく、自身の健康状態に気づき、生活習慣を改善するきっかけをつくることです。

WELL BE CHECKの結果次第では、未病からすでに病気に移行してしまっている可能性もあります。その場合は、医療機関での検査を促すこともあります。また、さらに詳しく状態を知りたい場合は、遺伝子検査や血液検査などの体質検査に繋げる場合もあります。

未病と言っても、それが健康に近い未病なのか、病気に近い未病なのか、グラデーションが存在するのです。未病の中でも深刻度が異なるため、それに応じた生活習慣改善の範囲を考えることが重要です。

そのためにも、数値化するプロセスが欠かせません。未病と医療の領域をきちんと区別し、その橋渡しをすることで、その人に適切なヘルスケアを提供できるシステムを構築できるのです。

未病と医療を繋ぐWELL BE CHECK®

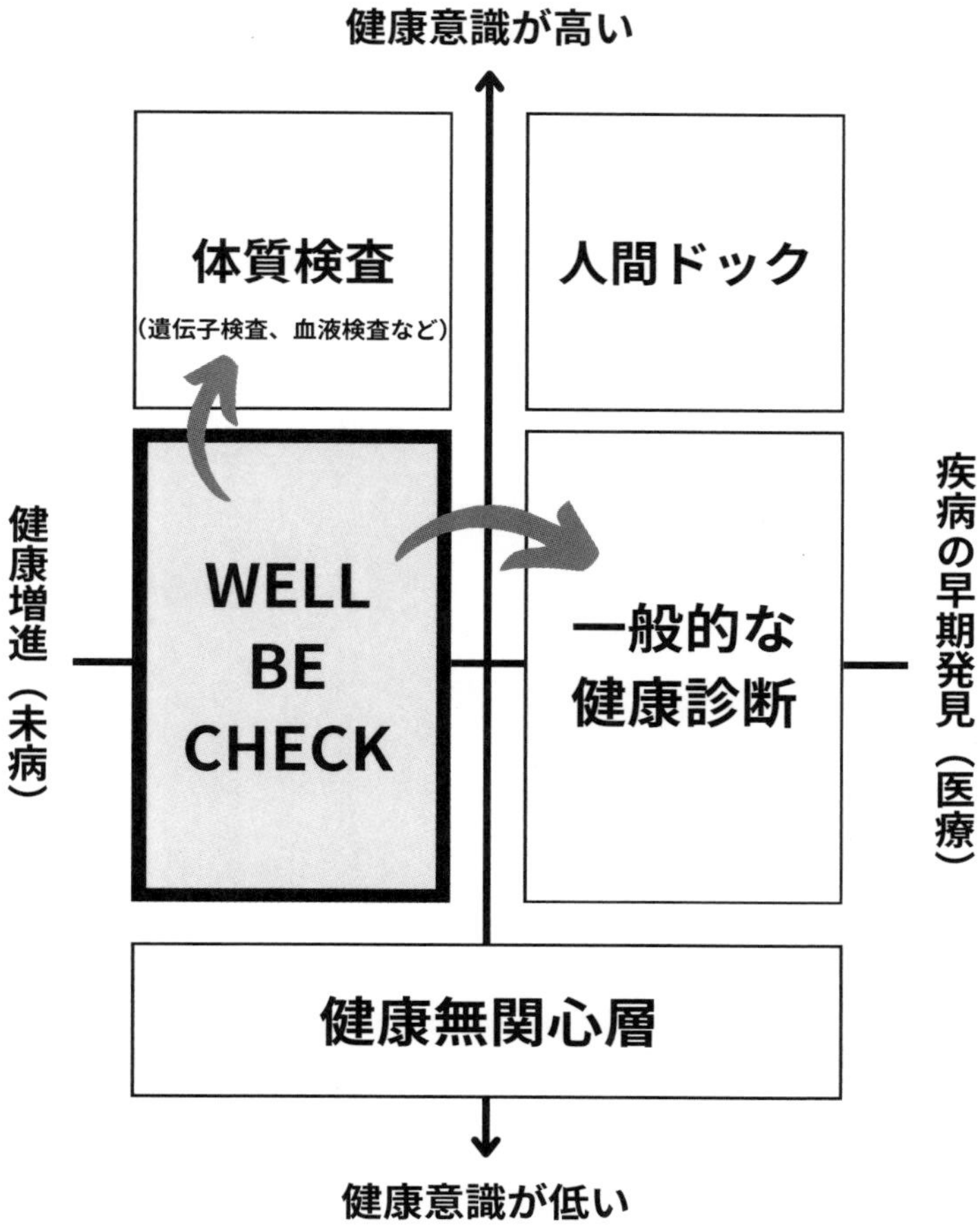

生活習慣の課題をまずＡＩに相談

ＡＩ技術の急速な発展により、私たちは簡単に情報を検索し、得ることができるようになりました。

しかし、ＡＩには限界があります。それは、個々の健康状態に基づいてカスタマイズされた情報を提供することができないという点です。ＡＩは、私たちがアクティブに問いかけない限り、情報を提供してくれません。つまり、自分の健康状態を知らなければ、必要な知識を得ることができないのです。

例えば、インターネット上で検索すれば、一般的な健康情報や一般的な症状に関する情報を得ることができます。しかし、個々の人の体質や生活習慣、ライフスタイルに基づいた適切なアドバイスや情報は得られません。そこでまずWELL BE CHECKを実施することで、さまざまな生活習慣に関するスコアがわかります。その結果からわかった改善すべき生活習慣についてまずＡＩに相談してみましょう。

WELL BE CHECKの結果のあとに、ＡＩチャットＢｏｔで相談できる機能を実装しています。また3つのキャラクターがあるので、お気に入りに話しかけてみてください。キャラクターによって口調や性格も違うので楽しく健康づくりをはじめることができると思います。

AIチャットBotに健康相談

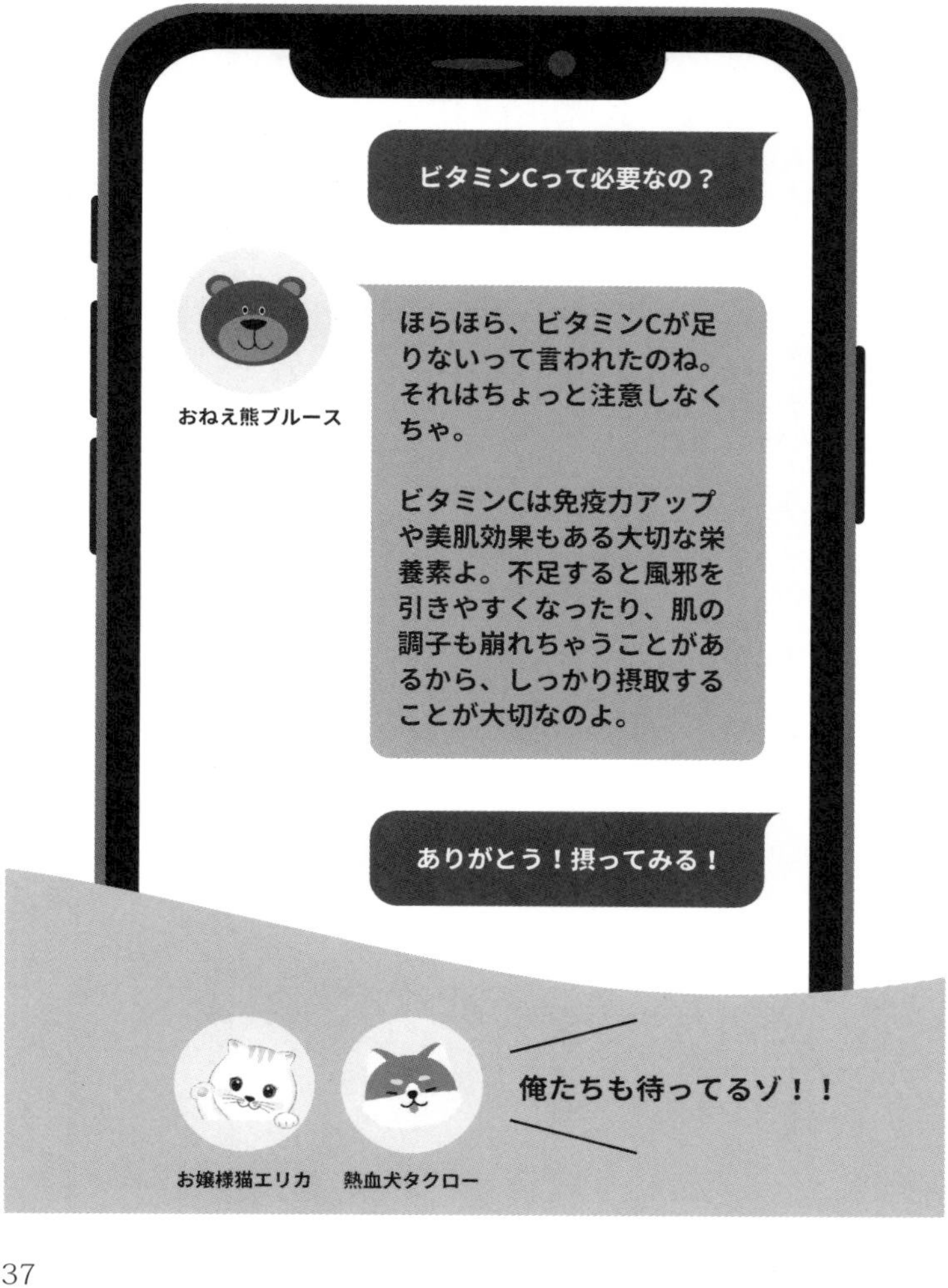
ビタミンCって必要なの？
おねえ熊ブルース
ほらほら、ビタミンCが足りないって言われたのね。それはちょっと注意しなくちゃ。
ビタミンCは免疫力アップや美肌効果もある大切な栄養素よ。不足すると風邪を引きやすくなったり、肌の調子も崩れちゃうことがあるから、しっかり摂取することが大切なのよ。
ありがとう！摂ってみる！
お嬢様猫エリカ
熱血犬タクロー
俺たちも待ってるゾ！！

未病から健康に向かうための4つのステップ

未病から健康への道のりは、4つのステップを踏むことが必要です。それが、①自分の状態を知る、②対処法がわかる、③行動・実行する、④継続する、の4つです。

まず、①自分の状態を知ることが重要です。これは、自覚症状だけでなく、客観的な情報を得ることが必要です。血液検査や健康診断などの数値や検査結果から、未病のリスクや健康状態を正確に把握します。例えば、血糖値やコレステロール値を定期的にチェックすることで、潜在的な健康リスクを早期に発見できます。

次に、②対処法がわかることが重要です。自分の健康状態やリスクを理解したら、それに対処する方法を学びます。医師や栄養士、運動指導士などの専門家の助言を受けて、適切な対策を講じることが大切です。例えば、食事の見直しや適切な運動プランを立てること、ストレス管理法を学ぶことなどが挙げられます。

そして、③行動・実行することが必要です。知識や情報を得ただけでは意味がありません。それを実践するために、具体的な行動を起こす必要があります。例えば、毎日の食事に野菜を多く取り入れたり、週に数回の運動を習慣化することが考えられます。ストレス管理のためには、リラクゼーションや瞑想を取り入れることも有効です。

最後に、④継続することが重要です。健康を維持するためには、一時的な取り組みではなく、継続的な努力が求められます。健康な生活習慣や行動を続けることで、未病から健康への道を歩んでいくことができます。

残念ながら、多くの人は自分の健康状態を正しく把握していないことが多く、それが未病の状態だとさらに難しくなります。自分の健康状態を知らなければ、改善方法もわからないのです。ヘルスケアサービスや商品は、具体的な行動を促しますが、その前に「自分の状態を知る」「対処法がわかる」が重要です。

さらに、現実には「自分の状態を知る」ことすら興味を持たない人が多くいます。そこで、私はその前に「⓪感動する」という段階があるのではないかと考えています。例えば、身内が病気で亡くなったり、映画などで健康の重要性を実感することです。これを「# Feel Health（健康を感じる）」と名付けました。この仮説については、茨城県かすみがうら市との官民連携プロジェクトで取り組んでいますので、詳しくは第6章の「地域で創る未病」をご覧ください。

このように、ステップを順番に進めることで、未病から健康への道のりが明確になります。まずは現在地を客観的に数値化し、気づくことから始めることが肝心です。

次の章からは、各生活習慣に対する具体的な対処法を解説していきます。まずはここでWELL BE CHECKを実施し、課題を明確化しておきましょう。

第1章まとめ

病名ではない

- 未病は健康と病気の間の状態
- 未病にはⅠとⅡがあって未病Ⅰの対策が鍵
- 日本には健康教育がほとんどない
- 医療と未病はそもそも領域が異なる!!
- 生活習慣を変えることは「生き方の見直し」
- ボトルネックになっている生活習慣に注目
- 環境次第で遺伝子の発現も変わる!!
- 未病の数値化は、自覚症状が鍵になる!
- 健康づくりには4ステップが必要

これからの日本には
未病の概念が絶対必要!!

第２章

栄養と未病の関係性

1　分子レベルで細胞を理解する

あなたの細胞は栄養でできている

私は大学院でバイオサイエンス科を専攻し、その中で大腸菌の遺伝子工学の研究をしてきました。

大腸菌は、単細胞生物であり構造がシンプルなので、世界で最も研究が進んでいるモデル生物の1つなのです。とはいっても、単細胞生物の大腸菌ですら体内メカニズムは非常に複雑でまだまだ未知の領域が多いのが現状です。

では、多細胞生物である人間はどうでしょうか？　ご想像の通り、大腸菌とは比にならないほど体内メカニズムは複雑で難解なのです。しかし、それと同時にたくさんの科学者によってそのメカニズムが徐々に解明されてきました。

さて、私たちのカラダは何からつくられているのでしょうか？　これをうまく表現した有名なことわざがあります。〝You are what you eat〟。日本語にすると「あなたは、あなたの食べたものでできている」と表現されます。あなたが生まれたときの体重と今の体重の差分はあなたが食べてきた食べ物の総量です。

つまり、あなたのカラダの質は食べてきたものの質そのものでもあると言えます。それは食べ物を変えることでこれから先の未来も変えていくことができるとも言えるのです。

このように私たちのカラダは栄養でできていることがわかると、もう少し詳細にそのメカニズムを知る必要があります。

私たちが当たり前のように摂取している3大栄養素（炭水化物、タンパク質、脂質）が細胞の中でどのようにエネルギーへと変換されていくのか？　なぜ、ビタミンやミネラルが必要なのか？　それをきちんと言語化できるようになってはじめて、納得して食習慣の改善に向かっていくことができるのです。

細胞は美しい超精密機械である

細胞は、人智を超えた美しい超精密機械です。人類はこれまで膨大な時間と労力、そして資金を費やして、細胞の仕組みを解明してきました。しかし、その一方で、まだまだ未知の領域が多く残っています。特に分子レベルでその仕組みを探っていくと、神秘性がさらに際立ちます。

細胞は、まるで私たちのカラダの工場のようなものです。この工場では、さまざまな部品が組み合わさり、さまざまな製品がつくられます。例えば、私たちの筋肉や骨、そして血液などがその製品にあたります。

この工場では、作業員たちが大切な役割を果たしています。ＤＮＡという指示書を持った作業員がいて、これが細胞内で指示を出しています。

そして、タンパク質という部品がその指示に従ってつくられ、さまざまな役割を果たします。例えば、酵素というタンパク質は、私たちの身体の中で化学反応を促進する役割を担っています。

しかし、この工場の中にはまだまだ謎が多く残っています。例えば、どのようにして正確にタンパク質がつくられるのか、そして時になぜそこに異常が生じるのか。科学者たちはこの謎を解くために研究を重ねていますが、まだまだすべてが解明されているわけではありません。

そして、この工場は細胞内にたくさんあります。これらの工場は、時には協力し合ったり、時には対立したりして、複雑な作業を行います。

このことからも、たった1つの栄養素だけでは問題を解決することが難しいことがわかると思います。

細胞の神秘は、驚くべき興味が絶えない世界です。そこにはその複雑さと同時に美しさがあるのです。興味が沸いてきたという人は、ぜひ飛び込んでみてくださいね。

2　栄養摂取の前にすべきこと

まずはカラダに悪いものをいれないこと

栄養状態の改善にも優先順位があります。栄養価の高い食事や、サプリメントを摂取する前に考えるべきは、まずカラダとココロに悪いとされる成分の摂取を控えることです。例えると、それは船底に穴が空いた手漕ぎボートの水をバケツで掻き出す前に、そもそも穴を塞ぎましょうということなのです。

これまでのWELL BE CHECKの統計結果をみていくと、体調が悪い人に共通して摂取している成分がありました。それは、糖質過多、添加物過多、悪質な油（オメガ6系、トランス脂肪酸など）過多の状態です。ただ勘違いしてはいけないのは、糖質も添加物も油も生きるために必要であるということです。問題は過度な摂取量や質が悪いものを摂取していることです。

また人によっては、添加物はゼロにすべきだとか、糖質をゼロにすべきだという極端な健康法を提唱する方もいますが、私はこれを支持していません。添加物にしても私たちに生活には必要不可欠なものも多く、防腐剤がなければたちまち食中毒が蔓延し、それによる健康被害のほうがはるかに深刻です。

ものごとの選択は、常にメリットとデメリットを双方理解し判断するべきで、リスクは相対評価することが重要です。例えば、みなさんが車を運転するときは少なからず事故にあい、命を落とすリスクを背負っているはずです。

では、そんなリスクを抱えながらも、なぜみなさんは車に乗るのでしょうか？　それは「便利だから」「無視できるレベルのリスクだから」ではないでしょうか？

生きるということはリスクを許容することであり、ゼロリスクはありえないのです。そういった観点で食品も選択していくべきだと考えています。そして、重要なのはリスクの大きさを正しく認識できるようになることです。それがわかれば一括りに添加物がダメだという考え方にはならないのです。

避けるべき食品添加物

食品添加物について、すべてを避けるべきではないということはお伝えしました。では具体的にはどの添加物を避けるべきなのか、そのポイントをお伝えします。

まず、避けるべき食品添加物の1つはトランス脂肪酸です。この脂肪酸は、加工食品や一部の油で見られる人工的な脂肪です。トランス脂肪酸は、心血管疾患や高コレステロールなどの健康問題を引き起こす可能性があります。また、動脈硬化や糖尿病、さらにはがんのリスクを高めるという研究結果も報告されています。

次に、「安息香酸ナトリウム」や「ソルビン酸カリウム」といった保存料として使われる一部の化学物質も避けるべきです。これらの添加物は食品の新鮮さを保つために使われますが、人体に害を及ぼす可能性があります。例えば、合成保存料の中には、がんやアレルギーなどの健康問題を引き起こすとされるものがあります。

また、人工着色料も避けるべきです。これらの着色料は、食品を見栄えよくするために使われる合成化合物ですが、健康への影響が懸念されています。例えば、タール系の合成着色料やアゾ染料は、アレルギー反応や過敏症の原因となることがあります。さらに、ADHD（注意欠陥多動性障害）などの問題を引き起こす可能性も指摘されています。

これらの添加物は、身体に害を及ぼすリスクが高いだけでなく、環境への影響も懸念されています。安全性について十分な情報が得られない場合は、できるだけ天然の代替品を選ぶようにしましょう。

できる範囲でグルテンフリー

世の中にはグルテンが溢れていて、パン、ピザ、パスタ、うどん、ケーキやビールなど美味しいものとグルテンは切っても切り離せません。私の考え方としては健康のために人生の楽しみを捨ててしまうのはよい人生だと思わないので、できる範囲でのグルテンフリーをおすすめいたします。

例えば、パン屋さんにいって米粉パンが並んでいれば、そっちを選んでみるといった具合です。

グルテンの問題点は、小麦粉に含まれるグリアジンとグルテニンというタンパク質が、水を加えることで粘りを持つグルテンとなり、腸内で消化されにくくなることです。このため、セリアック病やグルテン感受性の人々には、グルテンが消化器系に悪影響を与える可能性があります。

ただし、すべての人にとってグルテンフリーの食事が必要というわけではありません。グルテンに対するアレルギーや感受性がない場合は、バランスの取れた食事を心がけることが大切です。健康な人でも、時折グルテンフリーの食事を取り入れることで、消化器系の負担を軽減し、体調の改善を図ることができます。

要するに、グルテンフリーの食事は健康に配慮した選択肢の1つであり、できる範囲で取り入れることが重要です。バランスを保ちながら、グルテンを含む食品とグルテンフリーの食品を適切に組み合わせることで、健康的な食生活を実現しましょう。

牛乳は嗜好品

牛乳は一般的にカルシウムが豊富で健康食品だと考えている人が多いですが、実際は摂り過ぎると逆に悪影響を及ぼす可能性があることがわかっています。

まず、牛乳にはカルシウムが豊富に含まれていますが、その摂取量が過剰になると、体内のマグネシウムのバランスが崩れる可能性があります。

カルシウムとマグネシウムは体内でバランスを保ちながら働くことが重要であり、特にマグネシウムが不足すると、骨や筋肉の健康に影響を及ぼすことが知られています。カルシウムとマグネシウムのバランスの崩れは、逆に骨粗鬆症や心血管疾患などのリスクを高める要因となるのです。

さらに、牛乳には乳糖という糖質が含まれており、乳糖不耐性の人々には消化が難しいことがあります。乳糖不耐性は、腸内の乳糖を分解する酵素が不足しているため、乳糖を消化できない状態を指します。その結果、腹痛やガス、下痢などの消化器系の問題が発生する可能性があります。特に、アジア人の間で乳糖不耐性の割合が高いことが知られています。

以上の理由から、牛乳の摂取には注意が必要です。適切なカルシウムとマグネシウムのバランスを保ちつつ、乳糖不耐性の可能性がある人々は牛乳の摂取を控えるか、代替品を選択することが重要です。牛乳は健康食品ではなく、あくまで嗜好品として摂取するようにしましょう。

一定の糖質制限は必要

糖質制限は、昨今のダイエットブームで関心の高い方も多いのではないでしょうか？糖質制限については賛否が分かれる一大テーマです。私自身の考え方として結論からお伝えすると、糖質制限はすべきだと思います。ただし、断糖と呼ばれる極端な糖質制限はかなり危険なので、行う場合は専門医と相談の上、実施するようにしてください。

糖質制限が必要な理由としては、糖質に溢れた現代社会では常に意識していないと結果的に摂りすぎになってしまうケースがほとんどだからです。

糖質過多になると、血糖値が安定せず乱高下を繰り返すようになります。これを血糖値スパイクと呼びます。例えば、ご飯を食べた後に急激に眠くなったり、朝起きるのがかなり辛いという方は要注意です。

もし糖尿病になってしまうと最悪の場合は、失明したり、人工透析が必要になったり、手足が壊死してしまったりする可能性もあります。こうなってしまっては、普通に社会生活を送ることがかなり困難になってきます。中国には、すでに1億人近い糖尿病患者がいると言われており、これは世界規模で大きな社会問題となっています。

しかし、糖質制限もやり方が重要です。ポイントは、ゆるやかな糖質制限を長く継続していくということです。糖質依存の人はエネルギー不足に陥っている人が多く、極端な糖質制限をすると低血糖で倒れてしまったりすることもあります。特に痩せている人はエネルギーが枯渇しやすいので注意が必要です。

またダイエット目的で糖質制限をしている人は、極端な糖質制限をすることでカラダがエネルギーを節約しようとして逆に痩せにくくなる場合もあります。その場合は意図的に糖質を摂取して、カラダを慣れさせないようにすることも大切です。

不調を抱える人の多くは糖質過多で、タンパク質不足であることがWELL BE CHECKの統計結果からもわかってきました。糖質制限は目的に合わせてレベルを選択し、過剰な糖質摂取に気をつけることが大切です。

活性酸素は万病の元

活性酸素は、体内で生じる化学物質であり、慢性炎症を引き起こす可能性がある重要な要因です。活性酸素は、体内で代謝や免疫反応などの過程で生成されますが、過剰に生成されると細胞や組織にダメージを与えることがあります。このダメージは、さまざまな不調の原因となります。

活性酸素が引き起こす慢性炎症は、体内の組織や細胞に対する攻撃的な反応です。通常、炎症は外傷や感染などの外部刺激に対する防御反応として起こりますが、活性酸素によって引き起こされる慢性炎症は、体内のバランスが崩れた状態で持続的に続くものです。

このような慢性炎症は、心血管疾患、糖尿病、がん、神経変性疾患などのさまざまな病気や症状の原因となります。活性酸素による細胞や組織の損傷は、体内の免疫システムの過剰な活性化や炎症反応の増加を引き起こし、それが疾患の進行や悪化につながります。

活性酸素を抑制し、慢性炎症を防ぐためには、抗酸化物質や炎症を抑制する食品や栄養素を摂取することが効果的です。また、糖質過多を避けること、適度な運動、ストレス管理なども重要です。さらに、喫煙や過剰な飲酒などのリスク要因を避けることも重要です。

活性酸素が慢性炎症を引き起こす可能性があることを理解し、それを抑制するための適切な対策を取ることが、アンチエイジングにおいても重要です。

遺伝子組み換え作物の真実

遺伝子組み換え作物についての誤解は、添加物に関する誤解と同じくらいよく聞かれます。

遺伝子組み換えという言葉を聞くと、多くの人が否定的なイメージを持つかもしれません。しかし、残念ながら、そのような否定的な印象を持つ人の多くは、遺伝子とは具体的に何かを理解していないことが多いです。

私は大学の学部時代にイネの品種改良に関する研究をしていました。その研究室では、さまざまな品種のイネを組み合わせて、より生育のよい品種をつくっていました。

世界には、通常の方法では育たない環境下で生育できるような品種が必要な地域があるのです。

遺伝子組み換え作物の開発には多くのメリットがあります。まず、遺伝子組み換えによって、農薬や害虫に対する耐性を持たせることで、農薬の使用量を大幅に削減できる利点があります。

例えば、遺伝子組み換えコットンは、バクテリアや害虫に対する耐性を持つことで、農薬散布の頻度を減らし、農家の収益を向上させることができます。

さらに、遺伝子組み換え作物には、環境への負荷を軽減する効果もあります。例えば、遺伝子組み換え大豆は、除草剤に対する耐性を持つことで、除草剤の使用量を削減し、土壌や水質の汚染を抑制することができます。

また、遺伝子組み換え水稲は、水稲が水中に浸かっている期間を短縮することで、農業用水の節約や水田の保全に貢献しているのです。

最後に、遺伝子組み換え作物は、世界の食糧安全保障にも貢献しています。世界人口の増加や気候変動の影響により、生産性の高い作物がますます重要になっており、遺伝子組み換え技術によって、耐旱性や耐塩性などの特性を持たせることで、厳しい環境下でも作物の生育を支援し、食料生産の安定化に貢献しているのです。

なんとなく怖いは、真実ではない

では、なぜこれほど素晴らしい技術が一般的に嫌われるのでしょうか？　それは、「なんとなく怖い」と感じるからです。なぜそう感じるのか？　それは遺伝子の仕組みを理解していないからです。人は知らないものや目に見えないものに対して、漠然とした拒否反応や恐怖を感じるのです。

そもそもみなさんが普段いくスーパーマーケットで買う野菜や果物や米はほぼ遺伝子組み換え済みであることに気づくべきです。

それは自然交配と呼ばれる方法で、作物における自然交配とは、自然界において植物が花粉を風や昆虫などを通じて他の植物に運び、その結果、異なる親から得られた遺伝子が組み合わさることを指します。自然交配では、ＤＮＡを含む染色体がランダムで組み替えられます。そしてその中からもっとも条件に合ったＦ１品種をピックアップしてくるのです。

それに対して、いわゆる遺伝子組み換え作物と呼ばれるものは、特定のゲノム配列を人為的に組み替えたものになります。狙ったゲノム配列のみをターゲットに絞り込めるので、より効率的に狙った効果を発揮し、ランダムに組み変わる自然交配よりもある意味では安全だと言えるでしょう。

つまり、いずれの方法においても遺伝子はすでに組み替えられているということです。遺伝子組み換えがない世界では今の豊富な食料自給は当たり前ではなく、品質も値段も維持できないのは明白です。遺伝子組み換え作物の実態はメリットのほうが明らかに多く、具体的な健康被害についても立証されていません。

遺伝子組み換え作物への誤解は、物事をイメージだけで判断するのではなく、実際の事実を把握してから判断することが重要だということを示す一例なのです。

安全と安心は違う

人は物事を事実ではなく感情で判断する側面があることも同時に知っておく必要があります。

わかりやすいのが、2017年話題になった築地市場の豊洲への移転問題です。この問題では地下水モニタリングの再調査で、環境基準の最大100倍のベンゼンが検出され、国民に不安が広がりました。しかし、その地下水を利用することはなく、土壌の上にコンクリートが敷き詰められていたため、専門家の調査結果では「土壌汚染対策法や建築基準法など法的には安全」ということでした。

しかし、当時の小池百合子東京都知事は「豊洲は安全だが、安心ではない」という論拠で、移転を棚上げしたのです。

つまり、安全が「客観的なデータや事実」であるのに対し、安心とは「主観的な感情」ということになり、後者によってものごとの判断が影響するということです。

健康づくりにおいても、これと同じことが言えます。安全な情報なのになんとなく安心ができず広がらなかったり、逆に真実でない間違った情報なのに安心感だけで広がっていってしまうなどです。

これは当然どちらの要素も必要になるので、安全でかつ安心できる情報発信を心がけることが重要になるのです。

一方消費者は、漠然とした安心感だけで情報を鵜呑みにするのではなく、きちんとその安全性も判断できるような知識が必要です。

3　分子レベルで栄養を理解する

分子栄養学とカロリー栄養学

一般的に栄養学の話をするときに多くの方が思い浮かべるのが、カロリー栄養学だと思います。

カロリー栄養学は、食品のエネルギー量、栄養価、および消費されるカロリー量に焦点を当てた伝統的なアプローチで、一般的に管理栄養士が学ぶ栄養学はこのカロリー栄養学の観点です。このアプローチでは、炭水化物、タンパク質、脂質などの栄養を摂取することで、体重管理やエネルギーレベルを調整することが目的です。カロリー栄養学は、栄養バランスを保つための一般的なガイドラインを提供しますが、個々の生化学的プロセスや生理学的応答を考慮することは少ないのです。

それに対して分子栄養学は、各栄養素が細胞の分子構造や代謝プロセスにどのように影響を与えるかを研究する分野です。また分子栄養学は個人差を重要視するのが特徴です。考えてみると当たり前ですが、これほど多様化した生活習慣の中、消耗する栄養素の種類や量は人によって違います。そこで、１人ひとりの生活習慣を考慮して摂取量を変えていく必要があるのです。

例えば、タバコを吸う人や過度なストレス環境にある人は、抗酸化作用や抗ストレス作用を持つビタミンCをより多く消耗してしまうのです。通常では1日あたり1000mgの必要量のところが、この場合は2000mg必要になるかもしれません。よって、栄養状態の改善のためにはそのほかの習慣にも焦点をあてて考慮していくことが必要になるということです。

例えば、あなたがもしガソリンスタンドで「このガソリンは、1リットルあたり20km走れますよ」と店員さんから言われたらどう思うでしょうか？　もちろんそれは車の燃費によるでしょと考えるはずです。ここでのガソリンはカロリーのことであり、カロリー量というのは車が最大限の燃費性能を発揮したときの理論値でしかないということです。つまり、ガソリンの性能も重要ですが車自体の燃費性能を向上させることも欠かせないということです。そして、ここでの車のエンジンの部分はミトコンドリアのことを表しています。このようにガソリンの部分にこだわるのがカロリー栄養学であり、車自体の性能を上げていくことにこだわるのが分子栄養学です。

1人ひとりの生活習慣を考慮したこの分子栄養学の観点は、まだ医療現場でも理解されていないことが多く、これからの栄養学として注目されてきております。

2つの栄養学の考え方の違い

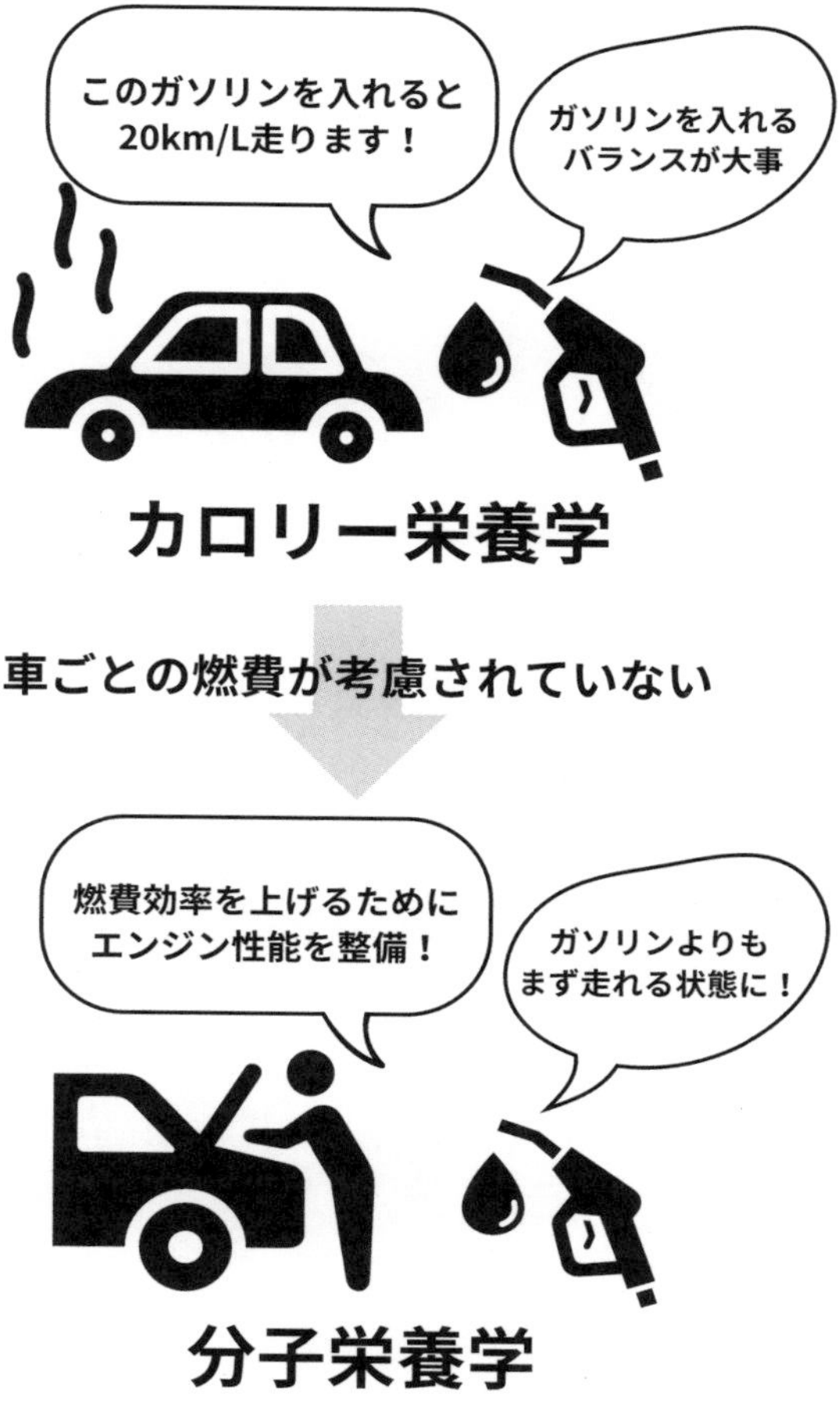
このガソリンを入れると
20km/L走ります！
ガソリンを入れる
バランスが大事
カロリー栄養学
車ごとの燃費が考慮されていない
燃費効率を上げるために
エンジン性能を整備！
ガソリンよりも
まず走れる状態に！
分子栄養学

満たすべきベースの栄養素

「カラダとココロに悪い」とされる成分の摂取を控え、健康への第一歩を踏み出した後、次に考えるべきはどの栄養素を摂取すべきか、という疑問です。この質問は、勉強会でも聞かれる項目になります。重要なのは、1つの栄養素であっという間に健康が改善するドラゴンボールの〝仙豆〟のようなものは存在しないということです。

栄養素は相互に作用し合い、バランスのとれた栄養摂取が必要です。では、そもそもどの栄養素がベースとなり、優先して摂取すべきなのでしょうか？

ベースとなる栄養素は、タンパク質、ビタミンC、ビタミンB群、オメガ3脂肪酸（DHA・EPA）の4つです。中でも、タンパク質が特に重要です。なぜなら、私たちのカラダだけでなく、ココロの健康にもタンパク質が必要不可欠だからです。タンパク質は、健康を維持するための最も基本的な材料であり、タンパク質不足であればそのほかの栄養素がうまく働きません。WELL BE CHECK の結果をみると、不調を抱えている人の多くが糖質を摂り過ぎており、タンパク質が不足している状態にあると考えられます。

タンパク質は、筋肉や臓器の修復や再生に不可欠であり、また、ホルモンや酵素の合成にも関与します。さらに、タンパク質は免疫機能を強化し、健康な皮膚や髪を維持するのにも役立ちます。ビタミンCやビタミンB群は、エネルギー代謝や免疫システムの正常な機能に必要不可欠であり、オメガ３脂肪酸は抗酸化力や血流改善に有効といわれています。
またこれらの栄養素は必要量が多いため食事だけでなく健康食品もうまく取り入れることが重要です。

とにかくまずはタンパク質

ベースとなる栄養素としてまずタンパク質、ビタミンC、ビタミンB群、オメガ３脂肪酸を摂取することをおすすめしましたが、その中でも一番重要なのはタンパク質です。ただタンパク質が大事ということは知っていても、なぜ大事なのかを説明できる人は少ないです。

タンパク質の重要性を理解するには、ＤＮＡからタンパク質へ合成されていく流れを理解することが重要です。

ＤＮＡは私たち生物の遺伝情報を保管するいわば図書館のような存在です。この図書館の中から目的の本を1冊抜き取り、それをコピー用紙にコピーするのです。このコピーされたものをmRNA（メッセンジャーＲＮＡ）と呼びます。そして、このコピー用紙をみながらアミノ酸をくっつけてタンパク質をつくるのです。

この一連の流れを「セントラルドグマ」と呼び、これは分子生物学の最も基本的な考え方になります。

アミノ酸は20種類存在し、その組み合わせによってタンパク質の種類が異なります。

そして、タンパク質の種類によってそれぞれの働きは異なり、体内で複雑な化学反応を引き起こしているのです。

ここで重要なことは、体内で20種類のアミノ酸を漏れなく満たしておく必要があるということです。特にその中でも必須アミノ酸と呼ばれる9種類のアミノ酸（バリン、イソロイシン、ロイシン、メチオニン、リジン、フェニルアラニン、トリプトファン、スレニオン、ヒスチジン）は体内では合成できないので外から摂取しないといけません。

これらのアミノ酸がバランスよく含まれたタンパク質を意識する必要があります。食材でいうと卵が最もアミノ酸バランスがよいと言われています。そして、このアミノ酸バランスをスコア化した指標がアミノ酸スコアです。タンパク質のなかでも、アミノ酸スコアの高い食材を意識して摂取していきましょう。

プロテインドリンクは必要

プロテインドリンクは、一般的には筋トレやトレーニングをしている人が飲むものと思われがちですが、実は分子栄養学の観点から見ると、腎臓に問題を抱えていない限り、すべての人が検討すべき健康食品です。

まず、１日に必要なタンパク質の量は体重の１０００分の1を目安にしましょう。例えば、体重が60㎏ならば1日に60ｇのタンパク質が必要です。この量は意外と多くて、普段の食事だけでは十分に摂取するのは難しいです。そこで、プロテインドリンクを毎日の習慣として取り入れることがおすすめです。

プロテインを選ぶ際によくある質問に、「どんなプロテインを選べばいいですか？」というものがあります。まず、プロテインには動物性と植物性の2種類がありますが、最初は動物性のホエイプロテインがおすすめです。なぜなら、ホエイプロテインは吸収率が高く、アミノ酸のバランスがよいからです。また、植物性のプロテインは味にクセがあるものも多いため、続けるのが難しい場合があります。

さらに、ホエイプロテインにはＷＰＣ（Whey Protein Concentrate）とＷＰＩ（Whey Protein Isolate）の2種類があります。ＷＰＣには乳糖が含まれていますが、ＷＰＩでは乳糖が取り除かれています。そのため、牛乳でお腹を壊しやすい人や、ドロっとした食感が苦手な人は、ＷＰＩのホエイプロテインを選ぶとよいでしょう。

プロテインを選んだら、続けて摂取しましょう。最初は朝と夜に20ｇずつ、１日２回摂取するのがいいです。慣れてきたら、昼にも追加して１日３回摂取すると、効果を感じやすくなるでしょう。ただし、消化力が弱い人は、少量から始めて徐々に量を増やしていくことが大切です。

タンパク質のリサイクル、オートファジー

タンパク質のリサイクル、オートファジーという言葉を聞いたことがありますか？
これは私たちの細胞が、古くなったり機能しなくなったタンパク質や細胞小器官を分解し、再利用するプロセスです。つまり、細胞内でタンパク質が使われなくなったり、傷んだりした場合に、それらをリサイクルして新しいタンパク質や栄養素に変える仕組みなのです。

このプロセスは細胞の健康を維持するために非常に重要です。なぜなら、細胞内に老廃物がたまると、細胞の機能が低下し、さまざまな病気や老化の原因になるからです。オートファジーは、細胞が自己修復し、若々しく健康な状態を維持するための重要なメカニズムの1つとされています。

このプロセスは、特に飢餓やストレスなどの状況下で活性化されます。飢餓状態では、細胞はエネルギー源として使えるように、不要なタンパク質や細胞小器官を分解し、必要な栄養素を生成するためにオートファジーを活発化します。また、ストレスや炎症などが

引き起こす細胞のダメージを修復するためにも、オートファジーが重要な役割を果たします。

オートファジーによるタンパク質のリサイクルの結果、それでも最終的に便となって排出されるのが体重の1000分の1量なのです。だから、毎日この量が必要というわけです。またこのオートファジーの働きを狙った16時間ファスティングという健康法が流行っていますが、人によっては低血糖で倒れてしまう場合がありますので、普段から血糖値が安定していない人は注意が必要です。

オートファジーは私たちが健康で元気な体を維持するために欠かせないプロセスです。しかし、年を取るとこのプロセスが低下し、細胞の老化や病気のリスクが高まることが知られています。そのため、食事や運動習慣を工夫して、オートファジーを促進することが重要です。

呼吸とビタミンB群の関係

呼吸とビタミンB群の関係を理解するには、ミトコンドリア代謝とATP産生についても考える必要があります。ミトコンドリアは細胞内でのエネルギー生産の中心的な役割を果たしており、その過程でATP（アデノシン三リン酸）というエネルギーの基本的な形態が生成されます。ビタミンB群はこのミトコンドリア代謝の過程に不可欠な栄養素であり、エネルギー生産に直接関与しています。

例えば、ビタミンB１（チアミン）は、ミトコンドリアでの糖の代謝を促進し、エネルギー生産の第一段階であるグリコーゲン代謝に重要な役割を果たします。また、ビタミンB２（リボフラビン）は、ミトコンドリア内の電子伝達鎖での還元酸化反応に関与し、ATPの生成に必要なプロセスをサポートします。同様に、ビタミンB３（ナイアシン）もこの過程に関与し、ATPの生成を助けます。

さらに、ビタミンB６（ピリドキシン）やビタミンB12（コバラミン）もミトコンドリア代謝に重要な役割を果たしています。ビタミンB６は、アミノ酸の代謝やミトコンドリアでのエネルギー生産に関与し、ビタミンB12はミトコンドリア内のメチル基の代謝やDNAの合成に必要です。

したがって、呼吸とビタミンB群は密接に結びついており、健康な呼吸器系の機能と十分なエネルギー生産には適切なビタミンB群の摂取が必要です。これらの栄養素が不足すると、ミトコンドリア代謝が阻害され、エネルギー不足や代謝異常が引き起こされる可能性があります。したがって、バランスの取れた食事やサプリメントを通じて、ビタミンB群を十分に摂取することが重要です。

ミトコンドリア代謝にビタミンB群が必須

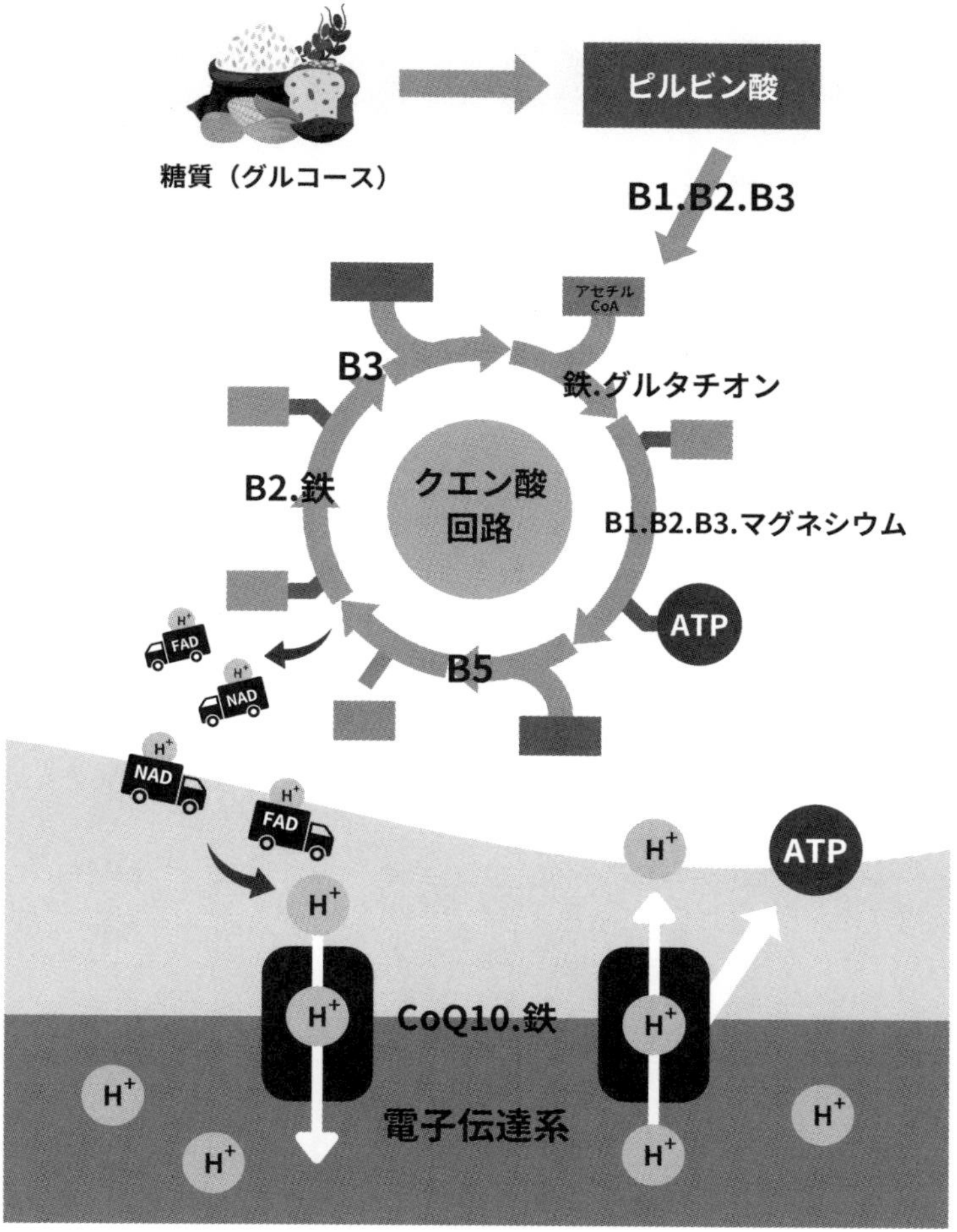

ビタミンB群の摂取方法

ビタミンB群にはたくさんの種類があり、すべてをバランスよく摂取するのは簡単ではありません。

そこで、ビタミンB50コンプレックスと呼ばれるサプリメントが開発されました。このサプリメントにはビタミンB群の主要な種類が含まれており、一度にまとめて摂取できます。これにより、手軽にビタミンB群を補給することが可能です。

ビタミンB群は水溶性ビタミンであり、体内に蓄積されにくい特性があります。そのため、摂り過ぎによる過剰症の心配はほとんどありません。一方で、ビタミンB群は日常生活で消費される量が比較的多いため、十分な摂取が重要です。特にストレスを感じやすい人や、栄養バランスの偏った食事を摂る人にとっては、サプリメントからのビタミンB群の摂取が必要になります。

ビタミンB50コンプレックスに含まれる主要な成分には、ビタミンB1（チアミン）、ビタミンB2（リボフラビン）、ビタミンB3（ナイアシン）、ビタミンB5（パントテン酸）、ビタミンB6（ピリドキシン）、ビタミンB7（ビオチン）、ビタミンB9（葉酸）、ビタミンB12（コバラミン）などが含まれています。これらのビタミンB群は、エネルギー代謝や神経機能の維持に重要な役割を果たしています。

ただし、サプリメントからのビタミンB群の摂取に頼りすぎることは避けるべきです。

食品からの摂取とサプリメントの併用を通じて、健康な生活を送るために必要なビタミンB群を確保していきましょう。

ビタミンCは現代人に絶対不可欠

ビタミンCもビタミンB群とともに、現代人にとって重要な水溶性ビタミンです。ビタミンCは抗ストレス作用や抗酸化作用を持っているからです。

私たちのカラダは日常生活や仕事の圧力、環境の変化などさまざまなストレスを受けています。このストレスから身を守るために放出されるのが、コルチゾールというホルモンです。

コルチゾールは、副腎皮質から分泌されるホルモンの一種で、このコルチゾールの生成にビタミンCが必要になるのです。よってストレスが増えると、体内のビタミンCの消費量も増えるため、ビタミンCの補給がますます重要となります。

さらに、ビタミンCは免疫システムの正常な機能にも必要不可欠です。免疫細胞が適切に機能するためには、ビタミンCが十分に供給されていることが重要です。

ビタミンCは、免疫細胞の活性化や増殖を促進し、病原体に対する防御機能を高めます。

さらに、ビタミンCはコラーゲンの合成にも必要であり、健康な皮膚や結合組織を維持するために不可欠です。

ビタミンCはビタミンB群と同じく水溶性ビタミンであり、体内に蓄積されにくい特性があります。

そのため、摂り過ぎによる過剰症の心配はほとんどありません。一方で、ビタミンCは日常生活で消費される量が比較的多いため、十分な摂取が重要です。特にストレスを感じやすい人や、タバコや過度な有酸素運動などによる酸化を受けている人は、特にサプリメントからのビタミンCの摂取が必要になります。

具体的な必要量は、ストレス環境によって異なります。しかし、国が定めている基準は成人男女で1日あたり100mgとなっており、これは分子栄養学の観点で見るとかなり少ない基準となっています。

個人差はありますが、まずは1日あたり1000mgの摂取を目指しましょう。しかし、この基準は食事からだけで摂取しようとすると、レモンを毎日50個も食べないといけないので、これは現実的ではありません。よって、ビタミンCはサプリメントからの摂取をおすすめいたします。

ビタミンCは現代人にとって絶対に不可欠な栄養素です。ストレスに対抗し、免疫力を高めるためにも積極的に摂取することが重要です。

とにかく油はオメガ3脂肪酸

オメガ３脂肪酸は、心臓や脳の健康を維持する上で欠かせない成分として知られています。オメガ３脂肪酸は、体内で生成することができず、外から摂取する必要があります。

一般的に、オメガ３脂肪酸は魚油や植物油などの食品に多く含まれています。特に、青魚（サーモン、マグロ、サバなど）は豊富なオメガ３脂肪酸を含んでおり、積極的に摂取することがおすすめです。また、亜麻仁油やえごま油、チアシードなどの植物性の油もオメガ３脂肪酸を豊富に含んでいます。ただし、熱に弱い特性があるので生で摂取するのが基本です。

オメガ３脂肪酸には、ＤＨＡ（ドコサヘキサエン酸）やＥＰＡ（エイコサペンタエン酸）といった種類があります。これらの成分は、血液をサラサラにし、動脈硬化や高血圧などの心臓疾患のリスクを低減する効果があります。また、脳の神経細胞の構造にも重要であり、認知機能や記憶力の維持にも役立ちます。

さらに、オメガ３脂肪酸は炎症を抑制する働きもあります。特に、関節炎や炎症性腸疾患などの炎症性疾患を患っている人にとっては、オメガ３脂肪酸の摂取が有益であるとされています。炎症を抑制することで、痛みや腫れを軽減し、症状の改善に寄与します。

ＤＨＡやＥＰＡなどの魚油を摂取する場合、大型魚だと重金属の問題も考えないといけません。また毎日継続する必要があることを考えると個人的にはサプリメントからの摂取をおすすめいたします。サプリメントであれば、重金属は除去されているのでこの心配もありません。

オメガ3脂肪酸もまた酸化ストレスを受ける現代人にとって、なくてはならない栄養素の1つです。積極的に意識して摂取していきましょう。

そのほかの栄養素の考え方

ベースの栄養素をしっかりと摂取したあとに、さらにそれぞれの自覚症状や目的に合わせて選択していく必要があります。

例えば、身体の疲れやストレスを感じる場合は、ビタミンB群と共にマグネシウムなどの栄養素が不足している可能性があります。このような場合には、にがりや経皮吸収などでマグネシウムを摂取することで、疲労回復やストレス軽減に効果的です。

また、美容や肌の健康を目指す場合には、ビタミンCと共にビタミンEなどの抗酸化物質が重要です。これらの栄養素は、細胞の老化や活性酸素の影響から身体を守り、健康的な肌を保つのに役立ちます。

さらに、運動を行う方や筋力を増強したい方には、タンパク質と共にクレアチンや亜鉛などの栄養素が必要です。タンパク質は筋肉の修復と成長に不可欠であり、クレアチンは筋力やパフォーマンスの向上に効果的です。

カルシウムやマグネシウム、ビタミンDなどの栄養素は、骨の健康維持に重要です。特に女性は更年期以降、骨密度の低下が心配されるため、適切なマグネシウムとビタミンDの摂取が必要です。

注意点としては、脂溶性ビタミン（ビタミンA、ビタミンD、ビタミンE、ビタミンK）や、ミネラル系は体に蓄積されるので過剰症の恐れもあります。個人の判断で、高容量を摂り続けることはおすすめしません。栄養で病気を治療することを目的とした栄養療法を実践する場合は、きちんと専門医に相談するようにしましょう。

4　サプリメントか、食材か

サプリメントへの偏見は捨てよう

サプリメントの話をすると必ず出てくるのが、サプリ不要論です。しかし、分子栄養学の視点で考えると、この現代社会に食材だけで必要量を十分に摂取できている人はほぼおらず、現実的ではないことがわかるはずです。

日常生活が忙しい人や、料理が苦手だったりする人に対して「食事で栄養バランスを整えましょう」と単にアドバイスしてしまうことは本当の意味でその人のことを考えているとは思えません。その人のライフスタイルも考慮して提案をしていかないと、結局行動変容には繋がらないのです。

そう言った意味で、サプリメントを正しく積極的に活用していくことは忙しい毎日の健康づくりに欠かせません。すべてサプリメントだとか、すべて食材だという極論ではなく、どちらのメリットも理解して、それぞれの栄養素の特性によって使い分けることが重要です。そして、使い分けるためにも正しい栄養素の知識が必要になってくるのです。

サプリメントの品質

私は、新卒でとある健康食品メーカーに勤めていた時期があります。そのときにサプリメントの生産にも関わっていました。その中で感じたことは、メーカーによってかなり品質は違うということです。

例えば、サプリに充填される添加物の量や、カプセル自体の品質などです。栄養素は、組み合わせで効果を発揮したり、阻害することもあるので、組み合わせまで考えられた配合なのかもそのメーカーのレベルをはかる要素になります。

　またサプリメントの生産品質を評価する基準として、ＧＭＰ（適正製造基準）認証という基準があります。ＧＭＰとは、原料の受け入れから製造、出荷までのすべての過程において、製品が「安全」につくられ、「一定の品質」が保たれるように定められた規則のことです。

　日本では、ＧＭＰ基準が義務付けられているのは医薬品のみで、サプリメントにおいては任意になっています。一方、アメリカではこれが義務化されているので、この点からも日本の健康食品は世界から遅れをとっているとも言えます。

　また内容の有効性を評価する基準としては、特定保健用食品（トクホ）と機能性表示食品があります。特定保健用食品は、科学的根拠となる有効性や安全性に関するデータをまとめて消費者庁に申請を行い、国による審査を通過する必要があります。それに対して機能性表示食品は、届出者（企業）の責任において科学的根拠となる有効性や安全性に関するデータをまとめ、消費者庁に届出を行ったものです。

　認証の取得ハードルとしては、特定保健用食品のほうが圧倒的に高く、かかる費用や時間や労力も桁違いです。なので、現実として大企業でないと取得が難しいのです。そういった意味では、特定保健用食品のほうが安心はできるかと思います。ただし、機能性表示食品だからダメだというわけではありません。エビデンスレベルの違いと捉えて判断していきましょう。

天然成分だからいいわけではない

サプリメントの中には、野菜や果物からそのまま抽出した天然成分のサプリメントと、工場で人工的に生産された合成成分のサプリメントがあります。

この文脈だけをみると天然成分のサプリメントのほうが優れているように感じますが、必ずしもそうではありません。

例えば、ビタミンCであるアスコルビン酸は、天然由来でも合成由来でもその効果はほとんど変わりません。むしろ合成由来のほうが、よりピュアな成分を安価で摂取できるメリットもあります。一方、天然成分は元となった野菜や果物の品質によっては不純物が混ざる可能性もあるのです。

逆に天然成分のメリットとしては、いい意味で成分が混合しているので、ビタミンやミネラル以外のフィトケミカルなどの抗酸化成分も同時に摂取できる可能性があります。よって一概に、天然だからいい、合成だから悪いといったことではなく、どちらにもメリットやデメリットがあることを理解して目的によって選択していく必要があるのです。

天然成分は一般的にはイメージがいいので、企業としては値段を引き上げやすいという裏の戦略もあることを知っていくことは大切です。つまり、信頼できるメーカーを見つける目を養うことが重要なのです。

摂れば吸収されているわけではない

栄養を摂取するために、たくさんのサプリメントを飲んだり、栄養価の高い食材を食べたとしても、それが体内で十分に吸収されているかは別問題です。なぜなら、成分自体の吸収効率や、個々人の消化力や腸内環境によって大きく異なるからです。

例えば、ビタミンやミネラルなどの成分の吸収効率を上げるために、メーカーはさまざまな工夫をしています。これは、成分をアミノ酸やクエン酸などの有機酸に結合させて、吸収されやすくする技術です。これをキレートと呼びます。キレートによって、通常では限られた吸収経路を変えることができ、吸収効率が向上します。メーカーによって同じ成分でも、キレートの種類によって吸収効率が異なります。

また、胃腸の働きが悪いと、栄養が十分に消化されず、逆にお腹を下すことがあります。これには、自律神経が交感神経優位であり、胃酸の分泌が弱くなっている場合や、タンパク質不足などの原因により消化酵素が不足している場合などが考えられます。

さらに、腸内環境も重要です。腸内環境が悪化すると、便秘などの状態になり、栄養が小腸から吸収されにくくなる可能性があります。

つまり、栄養不足を解消するためには、単に栄養を摂取するだけではなく、体内でしっかり吸収される状態なのかを考慮し、優先順位をつけて改善していく必要があるのです。

第2章まとめ

- 細胞レベルで健康を考えること
- 私たちの細胞は、まだまだ謎だらけ！
- 体に悪いものを入れないほうが優先
- ものごとの選択は、常にメリットとデメリットを双方理解して判断する
- 人は知らないものに恐怖を感じる

真実を知ること

- 分子栄養学は個人差を考慮した栄養学
- とにかくタンパク質をしっかり摂取すること
- ベースの栄養素をしっかり確保！！
- 水溶性ビタミンは積極的にサプリで摂取
- ライフスタイルに合わせて健康食品を使う

細胞レベルで健康を考えると栄養が必須だ！

第3章

マインドと未病の関係性

1　生きる目的があっての健康

マインドは生活習慣の土台

生活習慣には、食習慣、運動習慣、睡眠習慣、ストレス習慣、そしてマインド習慣の5つがあります。これらの中で、最も重要なのは実はマインド習慣なのです。マインドとは、自己肯定感やポジティブな考え方などの深い部分での心の状態のことを指します。

実は私たちが開発したWELL BE CHECKでは、自覚症状の組み合わせからメンタルスコアを算出することができます。これまで8000人近くの統計結果を見ていくと、カラダの不調に悩んでいる人は高い確率でこのメンタルスコアも低い状態だったのです。つまり、カラダとココロの状態は表裏一体であり、どちらも同時に考えていくことが生活習慣改善には欠かせません。

ここで気になるのは、カラダを壊すからココロが壊れていくのか、ココロを壊すからカラダが壊れていくのかという疑問です。

結論として私は、ココロが先だと考えています。ココロを壊すというのは、自分の存在価値を見出せなくなってしまう状態です。その状態に陥ると、あらゆる生活習慣がドミノ倒しのように倒れていってしまうのです。

例えば、存在価値を見出せない状況になると他者と自分を比較してしまい、気づかないうちに頑張りすぎて過度なストレス環境へと進んでいってしまいます。その結果、まず自律神経が乱れはじめ、睡眠に影響が出始めます。

さらに忙しくなると食事の時間も確保しにくくなり、炭水化物中心のジャンクフードやインスタント食品に頼るようになっていくのです。その結果、栄養状態はカロリー過多のビタミン・ミネラル・タンパク質不足に向かっていきます。

そして、糖質過多やストレス過多の生活は体内を糖化・炎症させていき、結果として慢性的なカラダへのダメージへと繋がっていくのです。

つまり、すべての出発点はマインドであり、考え方であるということです。同じ出来事に遭遇したとしてもその捉え方はネガティブにもポジティブにも考えられるはずです。

しかし、ネガティブを選択してしまっているのは自分自身なのです。この客観的な事実に気づくことが重要なのです。

マインドは環境からつくられる

このマインド習慣は、どのタイミングでつくられていくのでしょうか？　もちろん個人差はありますが、やはり環境に依存して形成されていくことが多いように感じます。例えば、育ってきた家庭環境や教育環境、住んでいる地域環境や職場環境などです。人間の心は、周囲の環境から影響を受けます。家庭や学校、職場などで経験したことや受けた教育が、私たちの価値観や考え方、行動パターンに影響を与えます。例えば、家庭でのコミュニケーションの仕方や価値観が、後の人間関係に影響を与えることがあります。また、学校や職場の環境がストレスや競争心を引き起こすこともあります。

そして、これを逆に考えると、環境を変えればマインドも変えていけるとも言えるのです。そのようなマインドから抜け出せないという人には、引越しをおすすめすることが多いです。住む地域が変われば、それに伴い、あらゆる習慣が半ば強制的に変化します。すると、自分がいかに小さい世界に囚われていたかに気づく人がたくさんいるのです。自分が悪いと捉えるのではなく、今の自分の環境がそうさせているのだと捉えるとやるべきことが明確になり、そこから一気に生活習慣が好転していく人をたくさん見てきました。

環境は常に変化し続けていくものです。過去の環境に囚われるのではなく、未来の環境に目を向けて自分はどんな環境にいたいかをまず言語化してみましょう。

人間的健康の重要性

ＷＨＯの健康の定義には、「健康とは、病気ではないとか、弱っていないということではなく、肉体的にも、精神的にも、そして社会的にも、すべてが満たされた状態にあること」と記載されています。しかし、この定義は少し大雑把な定義です。これをさらに細分化してみましょう。

厚生労働省の発行する「健康日本21」の休養・こころの健康の中に興味深い記述があります。

こころの健康とは、世界保健機関（ＷＨＯ）の健康の定義を待つまでもなく、いきいきと自分らしく生きるための重要な条件である。具体的には、自分の感情に気づいて表現できること（情緒的健康）、状況に応じて適切に考え、現実的な問題解決ができること（知的健康）、他人や社会と建設的でよい関係を築けること（社会的健康）を意味している。人生の目的や意義を見出し、主体的に人生を選択すること（人間的健康）も大切な要素であり、こころの健康は「生活の質」に大きく影響するものである
(厚生労働省、n.d.)。

つまり、こころの健康の中に情緒的健康、知的健康、社会的健康、人間的健康が含まれているということです。そして、この中でも特に注目すべきは、「人間的健康」の記述です。

国の指針としても、人生の目的や意義を見出し、主体的に人生を選択することが健康を目指す上で重要であると示しているのです。

みなさんは胸を張って人間的に健康だと言い切れますか？　おそらくそう言い切れる人は少ないのではないでしょうか。実はこの人間的健康こそが、生活習慣の中の最も土台であり、改善すべき最優先事項といえるのです。

健康になろうとすることに価値がある

健康という状態は人によって色々な定義がありますが、共通しているのは健康は目的ではなく、手段であるということです。そう言った意味では、健康がゴールになってはいけないのです。

みなさんはどんなときに健康の必要性を感じますか？　例えば、子供が生まれたときにしっかりと仕事をして、稼いで、家族を守っていかないといけないと感じるかもしれません。そして、仕事を続けていくために健康でなくてはいけないと考えるわけです。また人によっては夢を叶えるためには、健康でないといけないと感じるかもしれません。

そういった夢や人生の目的を達成するためにこそ、健康の価値を本当の意味で理解することができるのです。

健康という状態は、理想郷であり、永遠に辿りつかないものですが、健康であろうとする想いや、行動にこそ本当の価値があるのです。健康を考えるということは、自分の人生を生きようとする人間の尊い思考の表れなのです。

ウェルビーイングとは

健康の上位概念としてウェルビーイングという言葉が最近注目されています。

ウェルビーイング（Well-being）は、個々の健康や幸福感の状態を指します。身体的な健康だけでなく、精神的な安定や社会的な満足感も含まれます。つまり、ウェルビーイングとは、全体的な生活の質や満足度を表す概念です。

国連の持続可能な開発目標（SDGs）の中でも、人々のウェルビーイングや幸福の向上が重要な目標の１つとして位置づけられています。ウェルビーイングの概念が言われ始めた背景を考えると、これまでは、健康と幸せが別軸で解釈されてきたということがわかります。つまり、身体的、精神的にも健康であったとしても、幸せでない人がたくさんいたわけです。だからこそ、健康と幸せを一体として捉えることが重要です。幸せになるという目的を達成するための手段として、健康が必要ということです。

総合的なウェルビーイングの向上を目指すことは、人々がより幸せで満足した生活を送るための重要なステップです。

そのためには、自分自身にとって健康や幸せが何かということを言語化し、理解を深めていくことが健康づくりにおける最も土台になるのです。ウェルビーイングという概念は、まさに人間的健康と同じことなのです。

2　マインドフルネスの可能性

起源と背景

マインドフルネスの起源は、古代の東洋の精神修行にさかのぼります。仏教の瞑想実践や禅の思想に根ざし、数千年前から修行者たちは内なる静けさと精神の安定を求めて瞑想を行っていました。その精神修行の伝統は、仏教の教えを通じて東アジアや南アジアで広まりました。

１９７０年代には、米国の心理学者であるジョン・カバット＝ジン博士が、仏教の瞑想を西洋の心理学と結びつけ、ストレス軽減や心理療法に応用する「マインドフルネス・ベースのストレス軽減プログラム」を提唱しました。カバット＝ジン博士の提案により、マインドフルネスは米国で広く普及しました。

その後、精神医学や心理学の分野での研究が進み、マインドフルネスの効果が科学的に検証されました。さらに、ビジネス界や教育現場でも注目され、ストレス管理や注意力向上、集中力強化などの目的でマインドフルネスが活用されるようになりました。

今日では、マインドフルネスは世界中で広く実践され、心身の健康や幸福の促進に役立つ有力なツールとして位置づけられています。その源流は東洋の古代修行から始まり、西洋の心理学との融合を経て、大きな注目を集めるようになりました。

ストレスへの対処がうまくなる

マインドフルネスは、ストレス対処への効果的な方法として知られています。日常生活の中でストレス自体はどうしても受けてしまうものですが、そのストレスに対する受け止め方や捉え方を変えることはできるということです。

マインドフルネスの基本的な実践方法は、今現在の状況に注意を向けることです。つまり、過去や未来の心配ではなく、現在起きていることに集中することが重要です。集中力の鍛錬は、ストレスや不安を引き起こす心の乱れを和らげ、心の平穏を取り戻すために重要です。

マインドフルネスの実践により、ストレス反応が軽減され、心身の緊張が解かれます。

また、ストレスによる身体的な不調や精神的な不安を和らげるだけでなく、ストレス耐性を高め、将来のストレスに対する適応力を向上させる効果も期待されています。

仕事のパフォーマンス向上

マインドフルネスは集中力の向上にも効果があるとされています。例えば、Google社では従業員の健康と幸福を重視し、ストレスの軽減や仕事の効率化のためにマインドフルネスを導入しています。

マインドフルネスの実践を通じて、自己観察や感覚への集中力を養うことができます。これにより、仕事に集中する能力が高まり、雑念や気晴らしによる生産性の低下を防ぐことができます。特に、マインドフルネスの実践を仕事の前や休憩時に行うことで、集中力を高める効果が期待できます。

また、マインドフルネスは情報処理能力の向上にも役立ちます。マインドフルネスを実践することで、感覚への集中や自己観察が促進されます。これにより、仕事中に入ってくる情報をより効率的に処理し、的確な判断を下す能力が向上するとされています。情報の過負荷や混乱に対しても、冷静に対応することができるため、業務効率を向上させることができます。

具体的な実践方法

具体的な実践は、日常生活の中で取り入れることができます。まず、呼吸法はポピュラーな方法です。落ち着いた場所に座り、深く息を吸い込んでお腹を膨らませ、ゆっくりと息を吐きます。この過程で、吸うときと吐くときの感覚に意識を向け、外部からの刺激を排除し呼吸にフォーカスします。5～10分程度続けることで、心と体をリラックスさせる効果が期待できます。

次に、身体スキャンは、身体の各部位に意識を向けていく方法です。リラックスした状態で横になり、頭から足先まで順番に感覚や緊張を観察します。その部位の感覚を受け入れることに集中し、全身をスキャンします。この方法は、身体の緊張を解きほぐし、心身のバランスを整えるのに効果的です。

また、座禅もマインドフルネスの実践方法の1つです。安定した座り方で座り、背筋をまっすぐにし、目を閉じます。自然な呼吸に意識を向け、散漫になったり他のことを考えたりしても、その都度呼吸に戻ります。この方法は、静かな環境で行い、5～30分程度続けることで心の安定を促進します。

さらに、マインドフルウォーキングも効果的な方法です。歩きながら足の裏の感触や足が地面に触れる感覚に意識を向け、周囲の景色や音にも注意を払います。呼吸を意識しながら自然なペースで歩くことで、心と体を同時にリフレッシュさせることができます。

自分に合った方法を見つけ、定期的に取り入れることで、マインドフルネスの効果を実感しましょう。

3　感情と栄養の関係

感情は神経伝達物質のバランス

私たちの感情は何からつくられるのでしょうか？　それは、興奮系と抑制系の脳内神経伝達物質のバランスです。それがよくわかる事例が覚醒剤です。

覚醒剤を摂取すると脳内でドーパミンという神経伝達物質が大量に放出され、その結果として快楽に支配されます。たった1つの神経伝達物質ドーパミンのバランスが崩れるだけでこれほど感情のコントロールが難しくなるのです。そして、結果的に人格にまで影響を与え、まともな社会生活を送れなくなってしまいます。

逆に言えば、私たちの感情はこれほどまでに脳内神経伝達物質にコントロールされているということなのです。そのほかにもたくさんの神経伝達物質があり、例えば興奮系にはノルアドレナリン、アセチルコリン、グルタミン酸などがあり、抑制系にはＧＡＢＡなどがあります。不足することでうつ症状が生じることで知られているセロトニンは、興奮と抑制のバランスを保つ作用があるとされています。

このように感情をコントロールするためには神経伝達物質のことを知る必要があるのです。そして、それは何からつくられ、どのように代謝されていくのかを学ぶことで栄養と感情の関係性をきちんと説明ができるようになるのです。

神経伝達物質の原材料はタンパク質

では、実際にこれらの神経伝達物質は何からつくられるのでしょうか？

まず、最初に原材料として必要になるのがタンパク質です。摂取したタンパク質は、体内でさまざまなアミノ酸に分解されていきます。

例えば、セロトニンの合成経路をみてみましょう。

摂取されたタンパク質は、体内でトリプトファンというアミノ酸に一度分解されます。

次にトリプトファンは、５‐ＨＴＰと呼ばれる物質に合成されていきます。この過程において、補酵素であるナイアシンや葉酸、また鉄などのミネラルが必要になります。

そして、５‐ＨＴＰからセロトニンへと合成されていきます。またセロトニンの合成には日光にあたる必要があるとも言われています。さらにこのセロトニンから、14時間後に

神経伝達物質合成に関わる栄養素

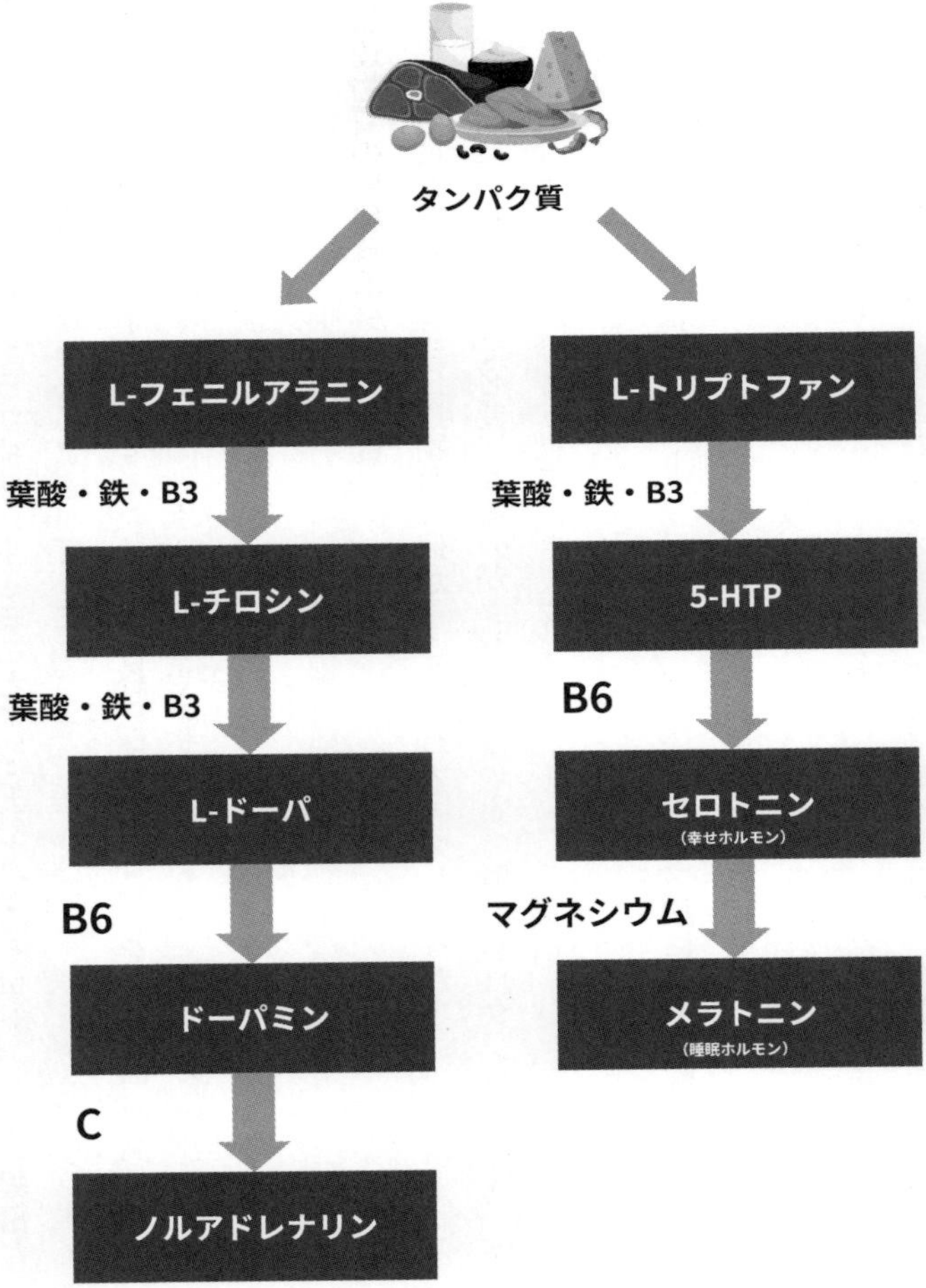

参考：一般社団法人オーソモレキュラー栄養医学研究所HP

は睡眠ホルモンであるメラトニンへと合成されていくのです。またメラトニンへの合成の過程ではマグネシウムが必要とされています。

このようにタンパク質からスタートして、さまざまな神経伝達物質へと合成されていくのです。この点からもタンパク質は感情のコントロールに不可欠な栄養素であり、最も優先すべき栄養素であることがわかります。

またそれと同時にビタミンやミネラルも感情のコントロールに深く関わっていることがわかります。実際に産後うつになる女性の多くは、タンパク質と鉄が不足状態であることがわかってきています。

ストレスと体内炎症

ストレスは、私たちの身体にさまざまな影響を与えることがあります。その中でも、特に注目されるのがストレスと体内炎症の関係です。ストレスが持続すると、免疫系や炎症反応に関与する物質のバランスが乱れ、体内炎症の発生や慢性化につながる可能性があります。

ストレスにさらされると、副腎からストレスホルモンであるコルチゾールが放出されます。コルチゾールは、短期的なストレス応答では炎症を抑制する働きがありますが、長期的なストレスでは免疫システムのバランスを乱し、炎症反応を活性化させる可能性があります。このような状況下で、体内の炎症反応が過剰に活性化すると、慢性的な炎症が発生しやすくなります。

特に甲状腺との関連では、ストレスが甲状腺に負荷をかけ、甲状腺機能の異常を引き起こすことがあります。甲状腺は、体内の代謝を調節する重要な内分泌器官であり、ストレスによって甲状腺機能が乱れると、代謝率やエネルギー生産が影響を受けます。このような状況下で、甲状腺機能の異常が炎症反応を引き起こし、体内炎症の発生や慢性化に繋がる可能性があります。

さらに、ストレスによる体内炎症は、さまざまな健康問題に関連しています。例えば、心血管疾患や糖尿病、自己免疫疾患などの病気は、体内炎症が原因や悪化の原因となることが知られています。そのため、ストレス管理やストレス軽減の方法を積極的に取り入れることは、体内炎症の抑制や健康維持に重要です。

愛情ホルモンのオキシトシン

愛情ホルモンのオキシトシンは、親子やパートナー間の絆を深めるとされる重要な役割を持っています。このホルモンは、愛情や信頼、絆の形成に関与し、人間関係を円滑にする働きがあります。

オキシトシンは、主に脳内の親和性や社会的な繋がりを促進する神経伝達物質として知られています。例えば、母親が赤ちゃんを抱きしめることや、パートナー同士が触れ合うことなど、身体的な接触や愛情表現がオキシトシンの放出を促します。

このため、オキシトシンは「愛情ホルモン」とも呼ばれ、親密さや信頼関係の構築に重要な役割を果たしています。

さらに、オキシトシンはストレス軽減やリラックス効果もあります。愛情や安心感を感じることでオキシトシンが分泌され、ストレスホルモンであるコルチゾールの分泌を抑制する働きがあるのです。

また、オキシトシンは社会的な行動や信頼関係の構築にも関わっています。研究によると、オキシトシンの放出は他者に対する信頼や協力行動を増加させることが示されています。このため、オキシトシンは人間関係の円滑化や社会的結束の強化に繋がり、集団内での協力や連帯感を高める役割を果たしているのです。

つまり、オキシトシンは愛情や信頼、親密さを促し、ストレス軽減やリラックス効果をもたらす重要なホルモンです。オキシトシンの働きを理解し、愛情表現やコミュニケーションを通じてその放出を促進することは、健康で幸福な人間関係を築く上で重要なのです。

4　コーチングの可能性

コーチングってなに？

コーチングの起源は古代ギリシャに遡ります。古代オリンピック競技において、競技者はトレーナー（コーチ）から指導を受け、最高のパフォーマンスを目指しました。その後、コーチングの概念はスポーツからビジネスや個人の成長にも広がりました。

近代のコーチングの基盤は、20世紀の心理学や人間の成長に関する研究によって築かれました。特に、カール・ロジャースやアブラハム・マズローなどの心理学者の理論がコーチングの基盤となりました。彼らは、人間は自己実現の欲求を持ち、自己理解と成長に向かって積極的に取り組むと考えました。

１９８０年代から１９９０年代にかけて、コーチングは組織のリーダーシップ開発や個人のパフォーマンス向上のツールとして注目され始めました。特にビジネスコーチングは、経営者やリーダーが自己成長と組織の成果を向上させるための重要な手段として認識されるようになりました。コーチングの普及には、社会的な変化も影響を与えました。労働環境の変化や個人のライフスタイルの多様化により、個人と組織のニーズに合ったカスタマイズされた支援が求められるようになりました。
また、メンタルヘルスやウェルビーイングの重要性が認識され、コーチングがストレス管理や心理的なサポートを提供する手段として注目されるようになってきたのです。

ティーチングとコーチングの違い

ティーチングとコーチングは、人々に何かを教えるという点では共通していますが、そのアプローチや目的が異なります。ティーチングは、知識やスキルを伝えることに焦点を当てています。一方、コーチングは、個人の成長やパフォーマンス向上を促すことに重点を置いています。

ティーチングでは、教師や専門家が情報や知識を提供し、生徒や受講者はその情報を受け取り、理解し、習得することを目指します。このプロセスは、通常、教材やカリキュラムに基づいて進行し、教師が生徒の理解度を評価し、必要に応じて補足や説明を行います。

一方、コーチングでは、コーチはクライアントの目標達成や成長を支援するために、質問や対話を通じてクライアントと協力します。コーチは、クライアントが自らの答えや解決策を見つけ、行動に移すのを助ける役割を果たします。

コーチングの目的は、クライアントが自己意識を高め、自己理解を深め、ポテンシャルを最大限に引き出すことなのです。ティーチングは一方向の情報伝達であるのに対し、コーチングは相互作用と共感を重視しています。コーチングでは、クライアントのニーズや目標に合わせてカスタマイズされたアプローチが採用され、クライアントが自らの解決策を見つけるためのサポートをします。

つまり、ティーチングは知識やスキルの伝達に焦点を当て、コーチングは個人の成長やパフォーマンス向上を促進するためのサポートを行うのです。コーチングの可能性と必要性は、これからますます広がっていくでしょう。

日本人は悩みを相談しない

日本人は他人に悩みを相談しないという特徴があります。これは、日本の文化や社会的な背景に根ざしています。日本の文化では、他人との関係を重視する傾向があり、悩みを相談することは、相手に負担をかけたり、相手を困らせることと捉えられることがあります。そのため、他人に自分の悩みを打ち明けることにためらいを感じる人が多いのです。

さらに、日本社会では、弱音を吐くことや弱さを見せることが、社会的な評価を下げる原因とされることがあります。特に職場などでは、強さや自立心が重視される傾向があり、悩みを相談することは他己評価が損なわれると考えられがちなのです。

実際に企業の中で今最も問題になっているのがメンタルヘルスの問題です。一度、うつ病を発症してしまうと再発のリスクも高く、なかなか社会復帰が難しいのが日本社会の大きな課題になっています。しかし、深刻化する前に相談する文化がないので早期発見が難しく、気づいたら手遅れになっていることも少なくありません。

また最近は女性の社会進出が進んでいますが、その弊害として女性の男性化が進んでおり、職場でのストレスやプレッシャーに耐えきれずにメンタルを崩してしまう人が急増しています。

私の意見としては、生物学的に考えても、男性と女性にはそれぞれ得意不得意があり、それを補い合って社会を支えていくべきだと思います。男女平等という名のもとに、なんでも同じものを求めるのは違うのではないかと思います。それは優劣の問題ではなく、特性の違いを認め合うことこそが、これからの日本の文化において重要だと考えています。

コーチングはこれからの時代に必要不可欠

WELL BE CHECK の統計結果を見ると、カラダがボロボロの人の多くはメンタルスコアも低いということがわかってきました。

WELL BE CHECK の中でメンタルスコアが低い人は、自己肯定感が低く、他人と比較して劣等感を抱えている人が多いのです。そして最悪の場合は、生きる目的や幸せの意味がわからない状態、つまり人間的健康が満たされていない状態になっているのです。

こういった状態の人に話を聞くと、自己理解ができていない人が多いです。自分の中のどこにメンタルブロックが存在し、どんな経験が自分を縛りつけてしまっているのかがわからないという状態です。まずはこの状態に気づき、そして自己解決していく必要があるのです。

このときにコーチングが大きな力を発揮します。自分だけでは気づけない心の深い部分に入っていくときに、伴走しサポートしてくれるのがコーチングです。

欧米ではコーチング文化が進んでいますが、日本ではまだまだ理解が進んでいません。しかし、人間的健康を満たしていくためには、コーチングはこれからの時代に間違いなく必要な技術だといえるでしょう。

5　思考の力で細胞が変わる

脳はこの瞬間に生まれ変わっている

ポジティブだとか、ネガティブだとかそんな物事の捉え方だけで本当に細胞が変わるのかと疑問を持っている人も多いと思います。私自身も元研究者として同じように考えていました。しかし、最近は思考がいかに細胞に影響を与えるかについて科学的な根拠が明らかになってきました。

私たちの体には37兆個もの細胞が存在しています。星の数よりも多いと言われている細胞ですが、古くなったものが死んで、常に新たな細胞に入れ替わり、1秒ごとに81万個以上の細胞が入れ替わっていると言われています。そして、この繰り返しによって、私たちの体は毎日生まれ変わっているのです。

そして、この作用は脳内の神経細胞の構造にも起こっています。神経細胞内の微小管と呼ばれる部分はなんと10分ごとに製造と消滅を繰り返し、常に構造が変化しているのです。そして、この構造の変化に思考が関わっているのです。

例えば、何度も練習を繰り返すことで自然と自転車に乗れるようになったり、考えなくても英語が話せるようになったりすることは、神経細胞路の構築と除去が行われているということです。

何か新しいことに取り組んでいる間は、最も使われている新経路の許容量が増え、逆に古くなった新経路が衰えていく「シナプス刈り込み」が起こり、やがて最も活動している神経路は脳内全体に広がっていくのです。このように人は新しいことを学習し、思考することで神経細胞路をアップデートしていくのです。

思考が変われば脳波が変わる

日常生活で感じる喜怒哀楽によって何が変化するのでしょうか？　それは脳波です。脳波にはさまざまな種類があり、それぞれが特定の状態や感情と関連しているのです。

代表的な脳波であるデルタ波、シータ波、アルファ波、ベータ波、ガンマ波の特徴と発生する感情をまとめます。

①デルタ波

・特徴：低周波数（0・5〜4Hz）であり、深い睡眠や無意識の状態と関連しています。

・感情との関連：リラックスした状態や睡眠中に発生し、心身が休息しているときに見られます。

②シータ波

・特徴：低〜中周波数（4〜8Hz）であり、創造性や直感、瞑想などの意識の状態と関連しています。

・感情との関連：瞑想や深い集中、クリエイティブな活動時に発生し、直感や洞察力を高めるとされています。

③アルファ波

・特徴：中周波数（8～12Hz）であり、リラックスした覚醒状態や集中力の高い状態と関連しています。
・感情との関連：リラックスした状態や集中力の高いときに発生し、ストレスや不安が軽減されるとされています。

④ベータ波

・特徴：中～高周波数（12～30Hz）であり、覚醒状態や活動的な思考、注意力集中と関連しています。
・感情との関連：日常生活や活動時に発生し、集中力や注意力が高まっているときに見られます。

⑤ガンマ波

・特徴：高周波数（25～100Hz以上）であり、高度な認知機能や洞察力、学習能力と関連しています。
・感情との関連：集中力や学習、洞察力が必要な状況や活動時に発生し、高い知覚や認知機能を示すとされています。

これらの脳波は、私たちの日常生活や感情、思考、行動に密接に関連しています。感情や思考の状態が変化すると、脳波のパターンも変化し、身体や心の状態を反映するのです。

例えば、恐怖を感じたときにはお互いの脳波を繋ぐ役割を持つアルファ波が消え、脳全体の繋がりが断たれてしまいます。そして、ベータ波が溢れるように発生すると脳内も恐怖でいっぱいになってしまうとされています。

一方で、幸せで満たされた状態になると、シータ波やデルタ波が発生し、お互いの脳波を繋ぐ役割を持つアルファ波も発生します。そしてこれらの脳波と共に特定の電磁波が発生し、それがさまざまな細胞に影響を与えていくのです。

さらに興味深いのは、発生した電磁波はおよそ5メートル先にまで影響を与えるとされていて、5メートル以内に接近することでお互いに影響し始めるということです。オーラだとか雰囲気だとか、覇気と呼ばれるものの正体は実はこの電磁波にあるのかもしれませんね。

感情は周りの環境に同期する

感情に合わせて脳波と電磁波が発生し、その電磁波は周囲5メートルに影響を及ぼすことがわかってきました。そして、無意識のうちにこの電磁波は常に周囲に影響を与えているのです。つまり、感情は周りの環境に同期されていくということで、それはまさに類は友を呼ぶということです。

研究結果によると、幸福感の波紋効果には段階があるとされていて、直接的に幸せを感じている友人がいると幸福感はなんと15％増加する可能性があり、その友人を介して間接的にその影響を受ける人でも６％増加するとのことです。逆にネガティブな感情にも波紋効果があるとされていて平均７％が不幸せを感じてしまうということです。

感情の波紋効果は、日常生活のあらゆる環境に依存します。例えば、家族や職場環境、その他あらゆるコミュニティーです。さらにＳＮＳなどのバーチャル上においても、それが発生することが明らかになっており、集団全体に感情的な同調が起こると、脳波も変化し、電磁波まで変化してしまうということです。

ネガティブマインドから抜けられないという人は、今の環境を変えることを考えてみましょう。例えば、ネガティブな職場環境で働いている人は、そこでネガティブな脳波を同期してしまい、それを家族に持ち込むことで家族までネガティブを同期してしまうのです。反対に、幸せな職場やコミュニティーに所属することでそこで同期された幸福感を家族へ持ち帰ることができるのです。

考えてみると当たり前のことですが、いきいきと幸せいっぱいの親の背中を見て育った子供は、同じく幸せいっぱいに成長していくということです。私たちは互いに影響を与え合っているという客観的な事実に気づくことで意図的に環境を選択して、人生を変えていけるのです。

ネガティブな思考は体にも影響する

ネガティブな思考にもメリットはあります。ネガティブな思考によって、自分の周りに起こるかもしれない出来事に常に注意を払うことができるのです。例えば、大昔の生き残りをかけた状況下ではいち早く脅威を察知できるので重要な能力とも言えます。つまりネガティブ思考は人間の防衛本能だといえるのです。

ただし、残念ながら現代においては気を抜くと命を落としかねない状況というのは滅多に起こりません。このメカニズムが働くと脳波も変化していきます。朝起きたときの脳の状態は、睡眠状態のシータ波とデルタ波が優勢ですが、だんだんアルファ波に変わっていき目が覚めてきます。その後、ベータ波が発生し始めると、悩みはじめて、不安でネガティブな思考へと支配されはじめます。

このような状態に陥ると常にストレスを抱えた状態になります。例えば、電車で席に座っていると目の前に高齢者がやってきたとします。そのときに、席を譲るべきだと頭ではわかっていても行動に移す勇気がなく、寝たふりをしてやりすごしてしまったことはないでしょうか？　その後に感じる罪悪感をずっと引きずってしまい自己嫌悪に陥ってしまうことがあると思います。

このようにネガティブな思考によって、何かが終わった後でもストレスレベルが上がったままになることがあるのです。そして、そういったストレスによってコルチゾールやアドレナリンなどの抗ストレスホルモンが放出され、その結果として体にもさまざまな悪影響を及ぼしてしまうのです。

安定した幸福感は遺伝子の発現も変える

遺伝子は生まれ持った宿命で、ＤＮＡや遺伝子自体を取り替えることは残念ながらできません。しかし、環境によって遺伝子の発現が変わることが明らかになっています。このことは、第１章のエピジェネティクスな遺伝の箇所でも記載した通りです。

そして、ＤＮＡに影響を与える環境の１つに感情もあります。例えば、ＤＮＡの二重螺旋構造の密着性が密であるかを研究した結果にも、感情が関わることが明らかになっています。ＤＮＡサンプルに愛や感謝の意識を送るという実験を行った結果、ＤＮＡのねじれ方に25％もの変化を起こしたとのことです。

ただし、これには安定した思考が必要とされていて、シータ波やデルタ波、そして意識を繋ぐアルファ波が脳内に広がっている状態である必要があります。つまり、ただ意識を送る意図だけではなく、そこに安定した脳波や電磁波がなければ変化を与えることができないということです。

ＤＮＡの構造密度が変化すれば、遺伝子発現のスイッチが変化します。遺伝子発現が変わればそれに対応するタンパク質の種類も変化するので、私たちの細胞に変化をもたらします。多細胞生物である私たちの体と心は、細胞が変わることで変化していくわけです。

引き寄せの法則をサイエンスで考える

引き寄せの法則は、自己啓発やスピリチュアルな分野で広く知られていますが、最近では科学的な視点からも注目されています。この法則は、思考や感情が現実を形成するという考え方に基づいています。つまり、自分の考えや感情が周囲の状況や出来事に影響を与え、それが結果として自分の人生に反映されるというものです。

科学的な視点から考えると、引き寄せの法則は心理学や神経科学の分野で解釈されます。心理学的な観点からは、人は自分の信念や価値観に基づいて世界を解釈し、その解釈が行動や結果に影響を与えると考えられています。例えば、ポジティブな思考や感情を持つ人は、同様のポジティブな結果を引き寄せやすくなるのです。具体的には、ポジティブな思考は自信を生み、その自信が行動力を高め、結果的に成功を引き寄せる可能性が高まります。

一方、神経科学の観点からは、脳の機能や神経回路の働きが重要です。思考や感情に関連する神経回路が活性化することで、身体的な反応や行動に影響を与えます。例えば、ポジティブな思考は脳内のドーパミンなどの神経伝達物質の分泌を増加させ、これがポジティブな感情や行動を促進するとされています。ドーパミンは快感やモチベーションを高める働きがあり、これが自己実現に向けた行動を後押しするのです。

具体的な例を挙げると、ある人が成功を信じてポジティブな気持ちで取り組むと、その人は成功に向けて積極的に行動し、成功を引き寄せる可能性が高まります。逆に、失敗を恐れてネガティブな気持ちで行動すると、そのネガティブな思考が行動を制約し、失敗を引き寄せる可能性があります。

このように、引き寄せの法則は単なる幻想ではなく、実際に人々の行動や結果に影響を与える可能性があると科学的にも支持されています。ただし、ポジティブな思考や感情だけでなく、具体的な行動や努力も欠かせないことを忘れてはいけません。ただ願っているだけでは達成できず、ポジティブな思考と共に行動を起こすことが必要です。例えば、仕事での成功を引き寄せたいなら、ポジティブな思考と共に必要なスキルを身につけるための努力を怠らないことが大切です。

さらに、引き寄せの法則を活用するためには、継続的な努力も必要です。短期的なポジティブ思考ではなく、長期的にポジティブな感情を維持し、目標に向かって努力を続けることが重要です。これはスポーツ選手が日々のトレーニングを欠かさず行うことと同じです。継続的な努力がポジティブな結果をもたらすのです。

このように、引き寄せの法則は思考や感情の力を活用して人生をよりよくするためのツールです。しかし、それを実現するためには、具体的な行動と継続的な努力が欠かせません。まず行動を起こし、それにポジティブな思考や感情を加えることで、引き寄せの法則は最大限に効果を発揮するのです。

ネガティブ思考を乗り越えるためのアプローチ

引き寄せの法則を効果的に活用するためには、ネガティブ思考を克服することが重要です。ネガティブな思考は、引き寄せの力を弱めるだけでなく、心身の健康にも悪影響を及ぼします。ここでは、ネガティブ思考を乗り越えるための具体的なアプローチを紹介します。

まず、ネガティブ思考を認識することが第一歩です。自分がどのような状況でネガティブな考えを持つのかを把握し、その思考パターンを自覚しましょう。例えば、人間関係のトラブルが原因でネガティブ思考に陥ることが多い場合、その状況を記録し、パターンを見つけることが効果的です。

次に、ネガティブ思考をポジティブな思考に置き換える練習をします。例えば、「私は失敗ばかりだ」という思考を「失敗は成長の機会であり、次はもっと上手くできる」と置き換えることです。これは認知行動療法（CBT）の一部であり、現実的でポジティブな考えに変える方法です。

さらに、ポジティブな環境をつくることも重要です。ポジティブな人々と時間を過ごし、励まし合うことで、ネガティブな思考を減らすことができます。また、ポジティブな情報源に触れることも効果的です。

最後に、自己肯定感を高めることもネガティブ思考を克服するために不可欠です。小さな成功体験を積み重ね、自分自身を肯定的に評価する習慣をつけることが大切です。毎日の終わりに、その日に達成したことや感謝していることを書き出すことも有効です。

これらのアプローチを実践することで、ネガティブ思考を乗り越え、引き寄せの法則を最大限に活用するための基盤を築くことができます。

第3章まとめ

- 生きる目的がない人に健康は響かない
- マインドは最優先に改善すべき生活習慣
- 人間的健康とは、人生の目的や意義を見出し、主体的に人生を選択すること
- 健康と幸せを一体として捉えることが重要
- ストレスへの対処はマインドフルネスが有効
- 感情は神経伝達物質のバランスでつくられて、その原材料に栄養が関わっている
- 日本人は悩みを相談しないからこそ、コーチングが必要になってくる
- 安定した思考は、細胞にも影響する!!

やっぱりか!!

生きる希望があってこそ健康に価値があるのだ!

第4章

未病に関わるさまざまな生活習慣

1　睡眠と未病

日本は睡眠不足大国

実は日本人の睡眠時間は世界的に見ても少ないのが現状です。経済協力開発機構（OECD）の国際比較調査によると、加盟国の中でいちばん短く、アメリカ、フランス、イギリスなど欧米先進諸国と比べても1時間ほど短い〝睡眠不足大国〟と言われています。

1つの原因として、日本の労働環境が挙げられます。長時間労働や過度なストレスは、睡眠時間を削減する傾向があります。また、日本人の文化的な特徴も影響しています。仕事への責任感や集団主義の精神が、睡眠を犠牲にすることを美徳とする文化がまだまだ残っているのです。

さらに、技術の発展も睡眠不足に一役買っています。スマートフォンやパソコンなどのデジタル機器の普及により、夜遅くまで画面を見ている人が増え、睡眠の質が低下する傾向にあります。また、忙しさやストレスから解放されるために、アルコールやカフェインの摂取量が増える傾向も見られます。これらの要因が組み合わさり、日本人の睡眠不足が深刻化しています。

先進国33か国の中で、睡眠時間が一番短いのは日本

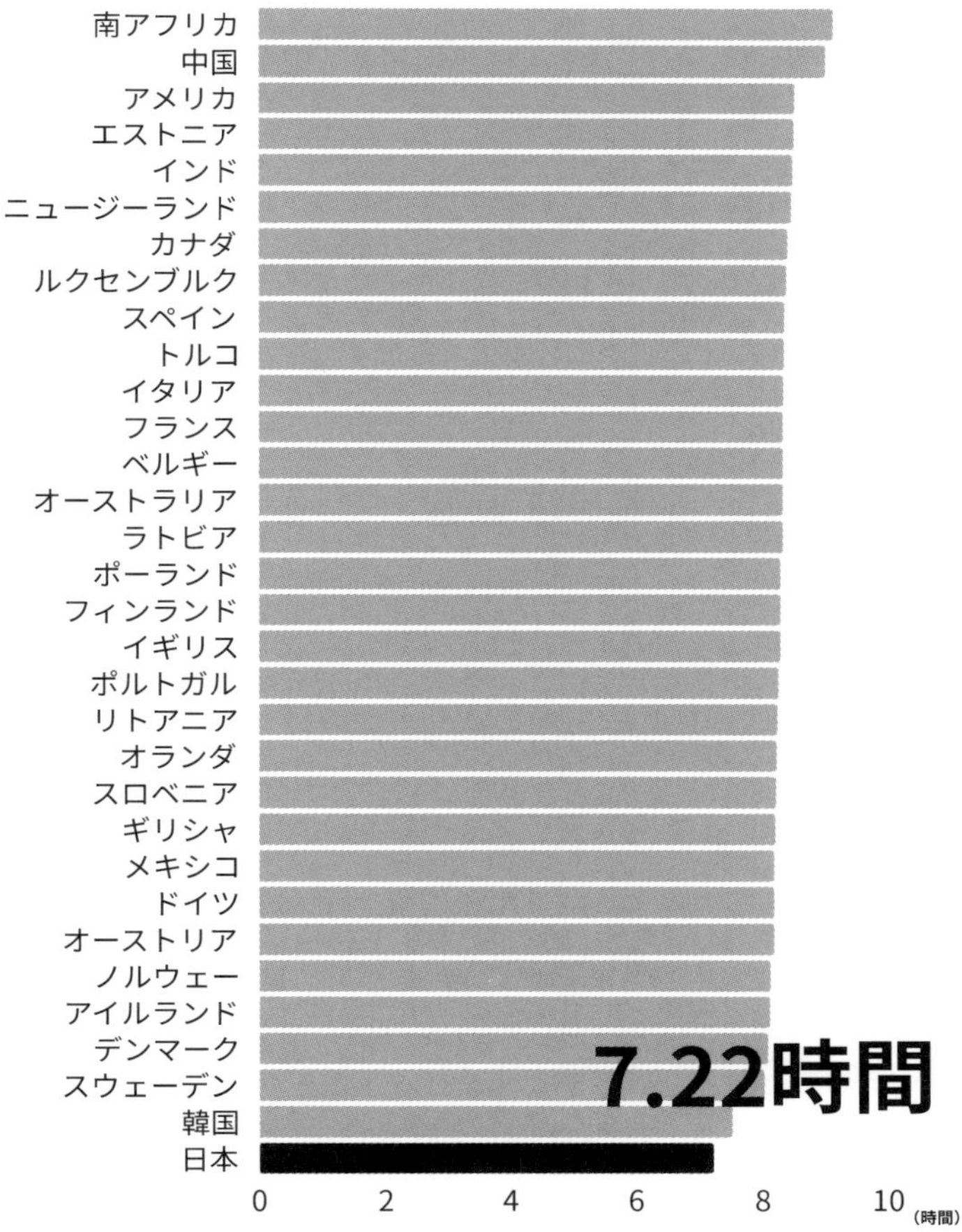

※経済協力開発機構（OECD)、Gender data portal 2021のデータを基に作成

睡眠の重要性

睡眠は、最も課題を自覚しやすい生活習慣です。睡眠不足は、身体的な疲労や集中力の低下だけでなく、心理的な問題や認知機能の低下にもつながります。

良質な睡眠は、日中の活動におけるパフォーマンスや生産性に大きな影響を与えます。十分な睡眠をとることで、身体や脳がリフレッシュされ、新たな情報や経験を処理し、記憶を整理することができます。そのため、睡眠は学習や記憶の向上にも重要な役割を果たします。

また、睡眠は私たちの感情とも密接に関連しています。睡眠不足はストレスや不安感の増加につながる可能性があり、感情のコントロールや心理的な安定に影響を与えます。十分な睡眠を確保することで、ストレスを軽減し、心の健康を維持することができます。

さらに、睡眠は身体の修復や再生にも必要不可欠です。睡眠中には、細胞の修復や成長、免疫システムの強化が行われます。したがって、十分な睡眠をとることは、病気や疾患に対する身体の抵抗力を高めることにつながるのです。

睡眠と栄養

睡眠と栄養は密接に関連しており、未病改善にはもちろん両方必要です。良質な睡眠を確保することは、栄養素を適切に吸収し、体の機能を維持するための基盤となります。

まず、栄養が睡眠に与える影響を考えてみましょう。睡眠中には、体内で栄養素の代謝や修復が行われます。特にタンパク質やミネラルなどの栄養素は、睡眠中に体内での修復や再生に必要とされます。そのため、栄養不足やバランスの乱れが睡眠の質を低下させる可能性があります。

逆に、睡眠不足が栄養摂取に影響を与えることもあります。睡眠不足の状態では、食欲を刺激するホルモンであるグレリンが増加し、食事量が増える傾向があります。しかし、その一方で、睡眠不足は代謝を低下させ、体内での栄養素の吸収や利用を妨げる可能性があります。その結果、栄養不足や栄養バランスの乱れが引き起こされる可能性があります。

また、特定の栄養素が睡眠に与える影響も考えないといけません。例えば、マグネシウムはリラックス効果があり、神経を安定させるために睡眠によいとされています。同様に、ビタミンB群やトリプトファンは、睡眠を調整する神経伝達物質であるセロトニンやメラトニンの合成に必要です。

睡眠と栄養は互いに影響し合う重要な要素です。実際にタンパク質とビタミン、ミネラルをしっかりと摂取するようになって、よく眠れるようになったという声をたくさんいただきます。

睡眠と自律神経

睡眠と自律神経も密接に関連しています。自律神経は、体内のさまざまな機能を調節し、内臓器官の活動や体の状態を管理します。この自律神経は交感神経と副交感神経に分かれ、それぞれが対照的な働きを担っています。

睡眠中には、交感神経と副交感神経がバランスよく働くことが重要です。一般的に、交感神経が優位な状態では、覚醒状態が維持され、心拍数や血圧が上昇します。一方、副交感神経が優位な状態では、リラックス状態が促進され、心拍数や血圧が低下し、消化や修復などの体の回復機能が活性化されます。

十分な睡眠を確保することで、自律神経のバランスが整い、健康的な状態を維持することができます。特に深い睡眠段階であるノンレム睡眠は、副交感神経の活性化を促し、体の修復や回復をサポートします。

一方、睡眠不足や睡眠の質が低い状態では、交感神経が優位になりがちです。これにより、心拍数や血圧が上昇し、ストレスホルモンの分泌が増加します。長期間にわたるこのような状態は、さまざまな健康問題や生活習慣病のリスクを高めることがあります。

自律神経が乱れてどうしても眠れないという人には鍼灸をおすすめいたします。鍼灸の経絡やツボと呼ばれる特定の部位への刺激は、神経細胞や筋肉、臓器に信号を送り、脳に影響を与えます。この刺激により、交感神経と副交感神経のバランスが整い、体の調子が整うとされています。実際に鍼灸に初めて行ってみた人からは驚くほど脱力して、ぐっすり眠れたという声をいただきます。

2　運動と未病

日本人の運動習慣の実態

日本人の運動習慣の実態を考えると、近年は運動不足が深刻な社会問題として浮上しています。厚生労働省の報告によれば、日本人の約半数が週に１回も運動をしていないとされています。特に若年層や高齢者における運動不足が顕著であり、これはデジタル化が進んだ現代社会の特徴によるものと言われています。

若年層では、学業や仕事に追われる生活が運動を疎かにする原因となっています。長時間の学習や仕事に加え、スマートフォンやパソコンなどのデバイスの使用が増え、時間を割いて運動する余裕がなくなっていることが挙げられます。

また、高齢者においても同様の傾向が見られます。高齢化社会が進展する中で、身体的な活動量が低下し、運動不足が健康リスクを増大させる一因となっています。

さらに地域による運動習慣の格差も広がっています。意外と思われる方も多いかもしれませんが、特に地方住民の運動不足は顕著です。地方では、どこにいくにも車移動の方が多く、歩く場面が少なくなる傾向があります。むしろ都会では電車や徒歩での移動が多く、最近は24時間営業のフィットネスなども普及しているため運動意識の高い方も増えています。

コロナ禍になり、オンラインでの仕事が浸透し、デスクワークがますます広がっていく中で、自己管理として運動習慣を意識的に取り入れていくことが必要になっています。

筋トレは健康づくりに不可欠

筋トレは体力や筋力の向上だけでなく、健康面や生活の質を高める効果が期待されます。まず、筋肉を鍛えることで基礎代謝を向上させ、脂肪燃焼を促進します。筋肉が増えることで、体内のエネルギー消費量が増え、脂肪が燃焼されやすくなります。そのため、筋トレはダイエットや体重管理にも効果的です。

また、筋トレは骨密度を向上させる効果もあります。筋トレによって骨にかかる負荷が増えることで、骨密度が向上し、骨粗しょう症などの骨の病気を予防する効果が期待されます。特に高齢者にとっては、骨密度の低下が身体機能の低下や骨折のリスクを高めるため、筋トレは重要です。

さらに、筋トレは姿勢改善や体のバランスを整える効果もあります。筋力が向上することで、体幹や姿勢を支える筋肉が強化され、正しい姿勢を保つことができます。これによって、慢性的な腰痛や肩こりなどの症状が改善される可能性があります。

心臓や血管の健康にも筋トレはよい影響を与えます。筋トレによって心臓が強化され、血液の循環がよくなります。また、高血圧や高コレステロールなどのリスク原因を軽減する効果も期待されます。

日本では筋トレというと筋肉をつけたい人がするというイメージがまだありますが、健康管理のためにも適度な自分に合った負荷で筋トレを続けていくことは重要です。

筋肉には亜鉛が必須

亜鉛は人体にとって欠かせないミネラルの1つであり、さまざまな生理機能に関与しています。特に運動との関係においては、亜鉛が筋肉の機能や修復に重要な役割を果たすことが知られています。

まず、亜鉛は筋肉の形成や修復に不可欠な栄養素です。筋肉を動かす際には、筋繊維が微細な損傷を受けることがありますが、これを修復し成長させるのが筋トレの基本原理です。亜鉛はこの修復プロセスに必要なタンパク質合成を促進し、筋肉のリカバリーをサポートします。したがって、運動を行った後に亜鉛を摂取することで、筋肉の回復を助けることができます。

また、亜鉛はエネルギー代謝にも重要な役割を果たしています。運動中にはエネルギーが消費され、特に高強度の運動では多くのエネルギーが必要とされます。亜鉛は代謝を促進し、エネルギー産生のための酵素反応をサポートすることで、運動時のパフォーマンス向上に関わります。

さらに、亜鉛は免疫機能の維持にも重要です。運動中には身体へのストレスがかかり、免疫システムが活性化されます。亜鉛は免疫細胞の活性化や増殖を促進し、運動による身体への負荷に対する抵抗力を高めます。これによって、運動によるストレスや身体への負荷による疲労や病気のリスクを軽減することができます。

最後に、亜鉛は筋肉の収縮や神経伝達にも関与しています。筋肉の収縮は神経と筋肉の間での信号伝達によって行われますが、この過程には亜鉛が必要です。したがって、十分な亜鉛を摂取することで、筋肉の収縮力や運動能力を向上させることができます。

亜鉛と運動は密接な関係にあり、亜鉛の適切な摂取は運動パフォーマンスの向上や筋肉のリカバリー、免疫機能の強化に役立ちます。しかし、過剰摂取は健康に悪影響を及ぼす可能性があるため、適切な量を摂取することが重要です。

運動不足とビタミンD不足

WELL BE CHECK の結果では、ビタミンDが消耗している人は、運動不足の人が多いという結果が出ています。ビタミンDはカルシウムの骨や歯の形成に必要な栄養素であり、十分なビタミンDを摂取することで骨粗しょう症や骨折のリスクを低減する効果が期待されます。

一方で、運動は骨密度を向上させる効果があり、適度な運動を行うことで骨の健康を維持することができます。

また、ビタミンDは免疫機能の維持や神経細胞の機能にも関与しており、運動によって身体の免疫力を高めることができます。運動によってビタミンDの代謝が促進され、免疫細胞の活性化や炎症の抑制などが期待されます。これによって、風邪やインフルエンザなどの感染症に対する抵抗力が向上し、健康を維持することができます。

さらに、ビタミンDと運動は心血管疾患の予防にも効果があります。ビタミンDは血管の健康を維持する働きがあり、運動によって心臓や血管の機能が向上することで、動脈硬化や高血圧などのリスクを軽減することができます。

特に、太陽光を浴びることで体内で生成されるビタミンDは、運動と組み合わせることでその効果がさらに高まります。

最後に、ビタミンDと運動は心理的な健康にもいい影響を与えます。ビタミンDは脳内のセロトニンの分泌を促進し、心の安定や気分の改善につながります。一方、運動はストレスや不安を軽減し、リラックス効果をもたらします。

これらの相乗効果によって、ビタミンDと運動は心理的な健康状態を維持することに役立つのです。

運動習慣は上位の生活習慣

運動習慣は大切な生活習慣の1つではありますが、優先順位としては後のほうだと理解しておきましょう。マインド習慣や食習慣、睡眠習慣などが整っていない状態では運動をすることが逆にリスクになってしまうこともあります。

まず、マインド習慣は心の健康を支える土台となります。ストレスの管理や心の安定は運動を行う上で重要です。また、ポジティブな考え方や自己肯定感を持つことが、運動の効果を最大限に引き出します。

次に、食習慣も運動と密接に関連しています。バランスの取れた食事はエネルギー源として運動に必要不可欠ですし、栄養バランスの偏りが運動の効果を下げてしまうこともあります。食べるものに気を使い、栄養バランスを考えた食事を心がけましょう。

睡眠習慣も運動に大きな影響を与えます。十分な睡眠をとることで体が回復し、運動の効果を最大限に引き出すことができます。

睡眠不足は運動パフォーマンスの低下や怪我のリスクを高める原因になりますので、睡眠を大切にしましょう。

したがって、運動習慣を取り入れる際には、まずはこれらの生活習慣を整えることが重要です。その上で、適切な運動を選択し、自分の体力や健康状態に合った方法で取り組んでいきましょう。

3　腸内環境と未病

栄養吸収と免疫機能に必須

腸内環境は、健康づくりに欠かせない要素の１つです。サプリメントや食事によって栄養を摂っていたとしても腸内環境が悪いと体内にうまく吸収されないからです。

また腸内には数兆もの微生物が存在し、そのバランスが乱れると、免疫機能にも影響を与える可能性があります。

腸内の微生物は、食物の分解や栄養素の吸収を助けることで、栄養の利用効率を高めます。特に、ビタミンやミネラルなどの栄養素は、腸内の微生物の活動によって一部が生成されたり、吸収されたりします。だから健康な腸内環境は、栄養バランスを維持し、身体の健康を支えるのに重要なのです。

また、私たちは呼吸をするたびに、さまざまな細菌やウイルスを吸い込んでいます。それらを吸い込んだ後、胃を通過し、腸へと到達します。このときに免疫系が働かないとそれらが体内に侵入してしまうのです。コロナウイルスが流行したときに、空港での抗体検査によって水際対策を行っていたと思いますが、同じように体における水際がまさに腸になるのです。だからこそ、腸内環境は免疫系に重要だと言えるのです。

腸内には免疫システムとして、リンパ系が存在します。リンパ系は、リンパ管やリンパ節、リンパ球などで構成されています。リンパ液は、血液中の血漿から漏出した液体であり、血管外の組織細胞に酸素や栄養を供給し、老廃物を排泄します。また、リンパ球は免疫細胞の一種であり、異物や病原体を認識し、排除するための免疫応答を行います。リンパ系は、リンパ液を体内で循環させることで、免疫細胞や栄養素を体中に運び、体外から侵入する病原体や異物を排除する役割を果たしています。

このように、腸内環境は栄養吸収や免疫機能に密接に関わっており、私たちが生きていくために欠かせない要素の１つになるのです。

腸内細菌は人類の縮図

腸内細菌はまさに人類の縮図です。私たち人類にも白人や黒人、黄色人などが存在するように、腸内細菌にもさまざまな属性や種類が存在し、それぞれの役割を持っているのです。

私は大学院で大腸菌の遺伝子工学に関する研究を行っていました。大腸菌は、構造がシンプルで取り扱いが容易であることから世界で最も研究されているモデル生物の１つなのです。

そして意外と知られていないのですが、実は大腸菌の中にも色々な種類があり、その種類によって有毒性も異なります。私が研究室で扱っていた株は基本的に無毒化された株になりますが、例えば食中毒の原因として悪名高いＯ１５７は腸管出血性大腸菌と言われています。

このように同じ菌の名前でも毒性がある株も、毒性がない株もあるのです。これは私たち人類でも同じことが言えると思います。同じ人種でも、いい人もいれば、悪い人もいるわけです。

また腸内細菌は、人間にとってどんな影響を及ぼすかという観点で、大きく3つに分類されます。それが、善玉菌、悪玉菌、日和見菌です。そして、実は悪玉菌は少なければ少ないほどいいというわけではなく、バランスが重要と言われています。

理想的なバランスとして、善玉菌2：悪玉菌1：日和見菌7と言われています。

善玉菌は、食べた糖分や食物繊維を使って、腸内を保護する働きをしています。これらを発酵させ、乳酸や酢酸などの物質を生み出し、腸内をちょうどいい酸性に保ちます。この酸性の状態が続くと、悪玉菌は増えにくくなり、有害な物質もつくられにくくなります。

また、ほとんどの悪玉菌はアルカリ性の環境を好むので、腸内が酸性であれば、悪玉菌が生き残ることが難しくなります。

悪玉菌には悪いイメージがありますが、実は私たちの体にとって重要な働きをしています。それは、肉類などのタンパク質を分解し、体から不要なものとして排出することです。つまり、便の処理において欠かせない役割を果たしているのです。一見、悪そうに見える人も見方を変えると必要になる部分があるというのは、なんとも深いと思わされます。

そして残り70％の日和見菌は、善玉菌が優勢な状態であれば善玉菌につき、腸内で発酵活動を行います。

一方で、腸内で悪玉菌が優勢となれば、悪玉菌になびいてしまい、腐敗活動を行います。なので、少し悪玉細菌が増えるだけで一気に腸内環境全体が悪くなっていくのです。時々の時流によって善にも悪にも加担するものが70％だという事実も、人類と同じだと感じてしまいますね。

腸内細菌バランスは3歳までで決まる

腸内細菌のバランスは生涯を通じて重要な役割を持ちますが、実はそのバランスは３歳までにほぼ確定してしまうと言われています。

幼児期は腸内細菌の多様性が最も高い時期であり、この時期に腸内細菌のバランスを整えていくことが重要なのです。逆に言えば、３歳以降は基本的には腸内細菌のバランスは大きく変わることがないと言われています。

腸内細菌のバランスを決定する要素として、例えば自然分娩なのか、帝王切開なのかも関わるとされています。お母さんのお腹の中にいるときは、まだ腸内は無菌状態です。そして、産道を通過するときに最初の菌を獲得すると言われています。そこでお母さんの菌を引き継ぐのです。そういった意味ではお母さんの健康状態はやはり重要だと言えます。

ただ、帝王切開だからといって罪悪感を持つ必要はありません。そのあとの食事や遊びの環境などでも腸内環境は変化していくからです。

そして、バラエティー豊かな食事、土遊びなどさまざまな菌に触れさせることで多様な腸内細菌のバランスが出来上がっていきます。また3歳までの食習慣はその後の人生における食事の基準をつくるので、そういった意味でも3歳までの食事にこだわることは親の務めと言えるのです。

逆に腸内細菌を殺菌してしまう要素としては、抗生物質の乱用が挙げられます。抗生物質は感染症を治療するために必要な場合がありますが、腸内の悪玉菌だけでなく、善玉菌まで殺菌してしまう可能性があります。

また、食生活の乱れも原因の1つです。加工食品や糖分の摂り過ぎ、食物繊維不足などが腸内細菌のバランスを悪化させる可能性があります。

さらに、ストレスや睡眠不足も腸内細菌のバランスに悪影響を与える原因です。ストレスや睡眠不足は、腸内環境を乱し、免疫機能や消化器系の正常な機能に影響を与える可能性があるのです。

腸内環境改善は畑作業と同じ

腸内環境改善の工程を畑作業に例えていつも説明しています。私たちが、家庭菜園をはじめるときには固くなった土の上にいきなり種を撒くことはしないはずです。

まずは土を耕かしてフカフカにしてから、時には肥料をやったり、雑草を抜いたり、水をたっぷりとやったりするはずです。これと腸内環境の改善は同じような工程が必要なのです。

まず第一に、腸内環境を整えるためには、土地を耕す作業と同じように、体内の老廃物や毒素を排出することが重要です。これには、食習慣の改善が必要です。

次に、肥料をまく作業に相当するのが、腸内細菌にとって必要な栄養素を与えることです。善玉菌を増やし、腸内環境を整えるためには、食物繊維や発酵食品などのプレバイオティクスや、善玉菌を増やすためのプロバイオティクスを摂取することが重要です。

さらに、雑草を取り除く作業として、腸内に悪影響を与える原因を排除することも重要です。例えば、ストレスや睡眠不足、過剰なアルコール摂取や喫煙などは、腸内環境を悪化させる原因となります。

最後に、水をたっぷりとやる作業に相当するのが、適切な水分摂取です。十分な水分を摂取することで、便通がよくなり、腸内環境を改善します。

このように、腸内環境改善は畑作業と同様に、段階を踏んで行われることが重要です。

適切な食事や生活習慣の改善、栄養素の摂取、悪影響を与える原因の排除、そして十分な水分摂取が重要なポイントとなるのです。

プロバイオティクスとプレバイオティクス

プロバイオティクスとプレバイオティクスは、似た言葉ですがそれぞれ腸内環境を改善するための重要な考え方です。

まず、プロバイオティクスは、善玉菌である乳酸菌などの生きた細菌のことです。これらの細菌は、腸内に摂取されると、善玉菌のバランスを整え、消化器官の健康を促進します。例えば、ヨーグルトや発酵食品に含まれる乳酸菌がプロバイオティクスの一例です。

一方、プレバイオティクスは、腸内の善玉菌のエサとなる食物成分です。これらの成分は、腸内の善玉菌が増殖し、活動するのに必要な栄養素を提供します。例えば、食物繊維やオリゴ糖がプレバイオティクスの代表的な例です。

プロバイオティクスとプレバイオティクスは、相互に連携して腸内環境を整えます。プロバイオティクスが腸内に善玉菌を供給し、腸内環境を整える一方で、プレバイオティクスは善玉菌の活動をサポートして、その効果を高めます。このように、両者を組み合わせることで、腸内環境を健康な状態に保つことができるのです。

リーキーガット症候群の危険性

リーキーガット症候群は、近年注目されている腸の疾患で、気がつかない間にこの状態になってしまっている人が多いのです。

この症候群では、腸の壁に微細な穴が拡張され、そこから腸内の有害物質や細菌が血流に漏れ出す現象が起こります。この状態が続くと、免疫系が過剰に反応し、慢性的な炎症が引き起こされる可能性があります。これにより、体内のバランスが乱れ、さまざまな健康問題に繋がってしまいます。

リーキーガット症候群の危険性は、慢性的な炎症が全身に広がり、さまざまな臓器や組織にダメージを与えることにあります。

例えば、免疫不全やアレルギー反応の増加、自己免疫疾患の発症リスクの増加などが挙げられます。

また、メンタル面にも影響を与え、うつ病や不安障害の発症リスクが高まることもあると言われているのです。

リーキーガット症候群は、加工食品や糖分の摂り過ぎ、抗生物質の長期使用など、不健康な生活習慣が原因で引き起こされることが多いため、生活環境や食生活の見直しが重要です。早期に症状に気付き、適切な対策をすることが重要です。

4　フェムケア（女性の健康）と未病

なぜフェムケア？

フェムケアの社会背景には、女性の健康や医療、社会制度などさまざまな要素が関わっています。一昔前は女性の健康に関する情報やサービスが不十分で、話題にすることさえタブー視される傾向がありました。

しかし、最近では女性の権利や健康に対する関心が高まり、フェムケアが注目されるようになってきたのです。

また女性の社会的地位や役割の変化も注目され始めた理由です。今では女性の働き方や生活スタイルが多様化し、それに伴い、女性の健康に対するニーズも多様化しているのです。

さらに少子高齢化による働き手の減少も理由の1つです。以前は、女性が育児、介護などで活躍できない状況がありました。しかし、２０１５年8月に「女性活躍推進法」が成立し、女性の社会進出や活躍が推進されるようになりました。また、SDGsの目標5である「ジェンダー平等を実現しよう」という考えが広まり、性別による差別をなくすことが求められています。

これらの社会的な動きにより、多様なライフスタイルに対応するテクノロジーやツールが必要とされ、フェムケアへの関心が高まりつつあります。

ただし、まだまだ課題もあります。女性の健康に関する情報やサービスが不足していることや、性教育や生理に関する話題のタブー視は完全には払拭されていません。また、女性の生活習慣が多様化しているため、個々のニーズに合った支援が必要になっているのです。

生理痛やＰＭＳも生活習慣病の１つ

女性の健康問題でまず挙げられるのが、生理痛やＰＭＳ（月経前症候群）の問題です。生理痛やＰＭＳというと、体質だから仕方ないと諦めて痛み止め薬を飲み続けるという風潮がありますが、実は生活習慣が深く関わっています。

例えば、タンパク質不足や鉄不足などの栄養バランスの乱れは、生理痛やＰＭＳの症状を悪化させる原因となります。タンパク質は体の修復やホルモンのバランスを保つために重要であり、鉄は血液中の酸素運搬に欠かせない栄養素です。これらの栄養素が不足すると、身体のバランスが崩れ、痛みや不快感が増加する可能性があります。

また、糖質過多などの食生活の乱れも生理痛やＰＭＳの症状を悪化させる要因です。糖質過多は血糖値の急激な上昇や落ち込みを引き起こし、不安やイライラなどの精神的な症状を増強させる可能性があります。

さらに、ストレス環境下では、ストレスホルモンの分泌が増加し、生理痛やＰＭＳの症状を悪化させることがあります。ストレスは身体の緊張を高め、筋肉の収縮を増やすため、痛みや不快感を増大させることがあります。

したがって、正しい栄養管理とストレス管理は、生理痛やＰＭＳの症状を軽減するために重要です。実際にWELL BE CHECKの結果を見ても、重い生理痛に悩んでいる人は糖質過多でタンパク質不足な食生活を送っている人が多く、逆に食生活を改善することで症状が緩和したといった声もたくさんいただきます。

ＰＭＳに関わる栄養素

ＰＭＳは、多くの女性が生理周期の一部として経験する症状であり、その影響は身体面、感情面、そして行動面に及びます。これらの症状を軽減するためには、栄養素のバランスが非常に重要です。次に、ＰＭＳに関連する栄養素を紹介します。

まず第1に、マグネシウムが挙げられます。マグネシウムは神経系の正常な機能に不可欠であり、不足すると不安やイライラなどのＰＭＳ症状が悪化する可能性があります。ただし、サプリメントで摂取する場合は、どんなマグネシウムなのかによって吸収率が異なるのでしっかりとチェックしましょう。おすすめは、塩化マグネシウムです。食品としては、大豆やほうれん草、ナッツ類、魚介類、にがりなどが豊富です。

次に、カルシウムも重要です。カルシウム不足はＰＭＳの症状を悪化させる可能性があります。カルシウムは乳製品、豆腐、大豆製品などの食品から摂取できます。

さらに、ビタミンＢ６もＰＭＳの症状を和らげるのに役立ちます。ビタミンＢ６はセロトニンという神経伝達物質の生成に関与し、心の安定やリラックスに役立ちます。主な食品としては、バナナ、ジャガイモ、鶏肉、豚肉などがあります。

オメガ－３脂肪酸もＰＭＳの管理に役立つことが研究で示されています。特にＥＰＡとＤＨＡの摂取が重要であり、青魚や亜麻仁油、くるみなどに多く含まれています。

最後に、ビタミンＤもＰＭＳの改善に関係します。ビタミンＤ不足はＰＭＳの症状を悪化させる可能性があります。ビタミンＤは日光や魚、卵、キノコなどの食品から摂取できます。

ライフスタイルによって食材から毎日摂取することが難しい場合は、サプリメントの活用も積極的に検討してみてください。ただし、ミネラルであるマグネシウムとカルシウム、脂溶性ビタミンであるビタミンDに関しては過剰症があるので、規定量以上の摂取は専門医への相談をおすすめいたします。サプリメントは目的に合わせて摂取量を変えていくのが基本的な考え方です。

妊娠するということの意味

最近の社会問題の1つとして不妊の問題も注目されています。もちろん不妊の原因は女性だけではありません。健全な卵子と健全な精子の両方が重要なため、男性も当事者意識を持って取り組まないといけない問題です。

当たり前のことですが、妊娠するということは、体の中でもう1人の人間をつくるということです。例えば、骨をつくることを考えるだけでも大量のカルシウムやマグネシウムが必要なことがわかります。つまり、お母さんの栄養状態が十分にある状態でないと共倒れになってしまうのです。

また妊娠の仕組みを知る上では、細胞分裂のメカニズムを知ることも重要です。私たち人間が最も細胞分裂をするのは、妊娠直後から体が出来上がっていく瞬間です。細胞分裂をするということは、DNAがコピーされていくということです。そして、このDNAのコピーの過程でまれにエラーを起こすことがあるのです。そのエラー箇所が人間を形成するための致命的な遺伝子箇所であれば、流産となり、致命的ではないが影響する遺伝子箇所であれば、先天的な障害に繋がります。

妊娠初期に亜鉛や葉酸が必要と言われているのは、これらの栄養素がＤＮＡのコピーに関わっているからなのです。そして、これらの栄養素が特に必要なのは妊娠直後であるということも忘れてはいけません。そういった意味では、妊娠が発覚してから生活習慣を考えるのでは遅い場合があります。本来は妊娠する前から生活習慣を整えておく必要があるということです。

ただし、この問題を女性に押し付けるのではなく、夫婦の問題として一緒に取り組むことがなによりも大切です。

６割の夫婦が抱えるセックスレス

日本ではまだまだセックスについて語ることはタブー視されていますが、セックスレスの問題はかなり深刻です。ジャパン・セックスサーベイ２０２４の統計によると、令和６年の調査結果で１か月以上、夫婦間で性交渉がないと答えた割合は64・２％となり、令和２年の前回調査の51・９％を大きく上回ったとのことです。

つまり、言わないだけで実は半分以上の人はセックスレスで悩んでいるとのことです。

もちろんその原因はさまざまだとは思いますが、セックスができるということは健康状態を測る1つのパラメーターにもなると考えています。

実際にセックスレスの状態は、健康や幸福に対する影響が大きいことが研究から明らかになっています。そして、セックスレスと未病の関係も深く考える必要があります。セックスは、体の健康だけでなく、心の健康にも重要な影響を与えるのです。

まず、セックスは体の健康によい影響を与えることが知られています。セックスによって体温が上昇し、血行が促進されることで、免疫システムが刺激され、ストレスや不安の緩和に役立ちます。

また、セックス中に放出されるエンドルフィンやオキシトシンなどのホルモンは、リラックスや幸福感をもたらし、心身のバランスを整えます。

さらに、セックスは心の健康にもプラスの影響を与えます。パートナーとの親密な関係やコミュニケーションを通じて、ストレスや孤独感を軽減し、自己肯定感や幸福感を高める効果があります。このようなポジティブな感情は、精神的な健康を促進し、抑うつや不安のリスクを減らします。

セックスは生物学的に考えると子孫を残すための行為になるので、当然健康な状態でないと成立しないということになります。セックスレスの問題は、パートナーと一緒に考えないといけない問題です。そして、その原因にはコミュニケーション不足以外にも栄養状態やストレス習慣なども関わっていることを認識することが重要です。

女性が健康になれば男性も健康になる

ヘルスケアの仕事をしているとつくづく感じるのが、男性に健康への興味を持ってもらうことがとても難しいということです。しかし、同時に感じるのは、女性のために男性は頑張ることができるということです。夫婦の関係をみても、女性が元気な家族は男性も元気な場合が多いのです。これには人類学的な背景や、量子力学的な考察も関わってくると私は考えています。

まず人類学的な解釈に基づくと、古代の社会では女性が家族や共同体の健康と幸福に大きく関わっていました。女性は妊娠や子育てによって社会の継続性を支え、その健康や幸福は一族や共同体の安定性に直結していました。女性が健康で幸せであることは、家族や共同体全体の安定と調和に繋がっているのです。逆に女性が不健康や不幸であると、家族や共同体全体に影響が及び、社会的な不安定を引き起こす可能性があるのです。

量子力学的な解釈に関しては説明が難解になるので、次章で詳しく取り上げます。

このように、人類学的な解釈では社会的な関係や文化的な背景が重視され、女性の健康や幸福が家族や共同体の安定に与える影響が大きいと考えます。女性がまず健康になることが、世の中全体の健康と幸せを底上げするということです。

5 量子力学と未病

なぜ量子力学？

量子力学と未病の関連性について考える際に、まずは量子力学の不思議な世界に触れることが重要です。量子力学は一般的に、常識からは想像しにくい現象や振る舞いを持つ学問として知られています。この世界では、微小な粒子が波のような性質を示したり、同時に複数の状態に存在することがあります。これらの特性は、通常の物理学では説明が難しいものであり、一見するとスピリチュアルなものとも関連づけられることがあります。しかし、重要なのは、量子力学が物理学の一分野として確立された学問であるということです。

なぜ未病と量子力学が関連するのか、その背景には人体や生命の基本的な原理に迫るという点があります。未病とは、病気になる前の段階で、健康を維持するための積極的な取り組みが重要視される概念です。

量子力学は、微小な粒子やエネルギーの振る舞いを説明する理論であり、生命現象もその根底には量子的なプロセスが関与しているという仮説があります。つまり、量子力学の理論が示すような不可解な世界が、人間の体や健康の仕組みにも一部反映されている可能性があるのです。

例えば、体内での化学反応や細胞の活動は、微小なレベルで量子的なプロセスが影響を与えているとする研究があります。このような視点から未病を捉えると、健康を維持するためには単に病気を治療するのではなく、体内の微細なプロセスやエネルギーの流れを正常に保つことが重要であると考えられます。そのため、未病の観点から量子力学の理論を応用し、新たな健康へのアプローチを模索することが必要です。

未病と量子力学の関連性を理解することで、従来の医学や健康管理の枠組みを超えた新たな視点が開かれる可能性があるのです。

重ね合わせの原理と未病の共通点

量子の重ね合わせと未病の関連性について考える際には、まず量子力学の基本概念である「重ね合わせの原理」を理解することが重要です。量子力学において、ある物理量（例えば粒子の位置や速度など）は複数の状態を同時に取りうるという原理があります。これは、物理学者シュレーディンガーが提案した「シュレーディンガーの猫」という有名な例で説明されることがあります。

シュレーディンガーの猫の実験では、密閉された箱の中に放射性物質やガスが入っており、その中に生きた猫がいるとします。放射性物質が崩壊すると、猫に有害なガスが放出され、猫が死んでしまいます。量子力学の重ね合わせの原理によれば、この箱の中では、放射性物質が崩壊している（猫が死んでいる）状態と、崩壊していない（猫が生きている）状態が同時に存在するとされます。観測するまで、猫の状態は確定せず、両方の状態が重なり合っているというのがこの原理の奇妙な特性です。

未病と量子の重ね合わせの関係を考えると、未病状態も同様に複数の状態が同時に存在すると捉えることができます。つまり、未病とは病気になる前の段階でありながら、一定のリスクや不調が存在する状態を指します。例えば、高血圧や高血糖などの生活習慣病のリスクがあるにもかかわらず、まだ症状が現れていない状態がそれに当たります。

このように、未病は健康と病気の境界線上にあり、両方の状態が同時に存在するという意味で、量子の重ね合わせの原理と類似しています。未病の状態を正しく認識し、適切な対策を講じることで、将来の病気のリスクを軽減し、健康な生活を維持することが期待されます。

未病の揺らぎは重ね合わせ状態に近い

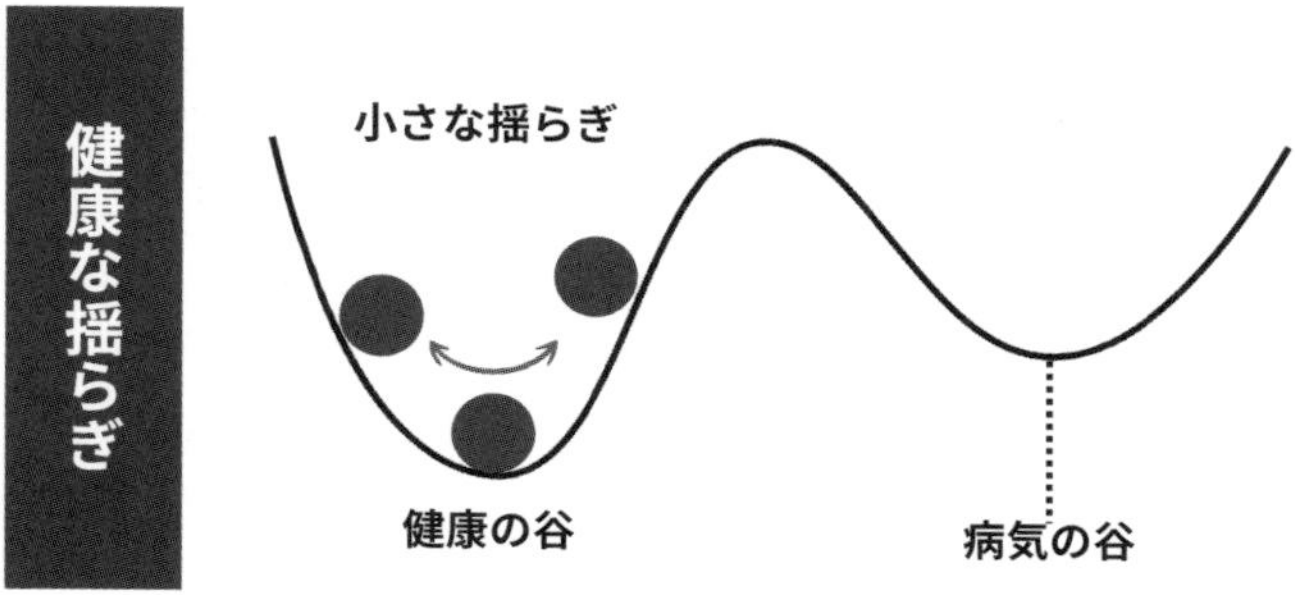

健康な人は、健康の谷が深いためボールの揺らぎは小さく、病気の谷へ入り込む可能性は極めて低い。またボールが移動する確率は、ある程度狭まっている状態だと言える。

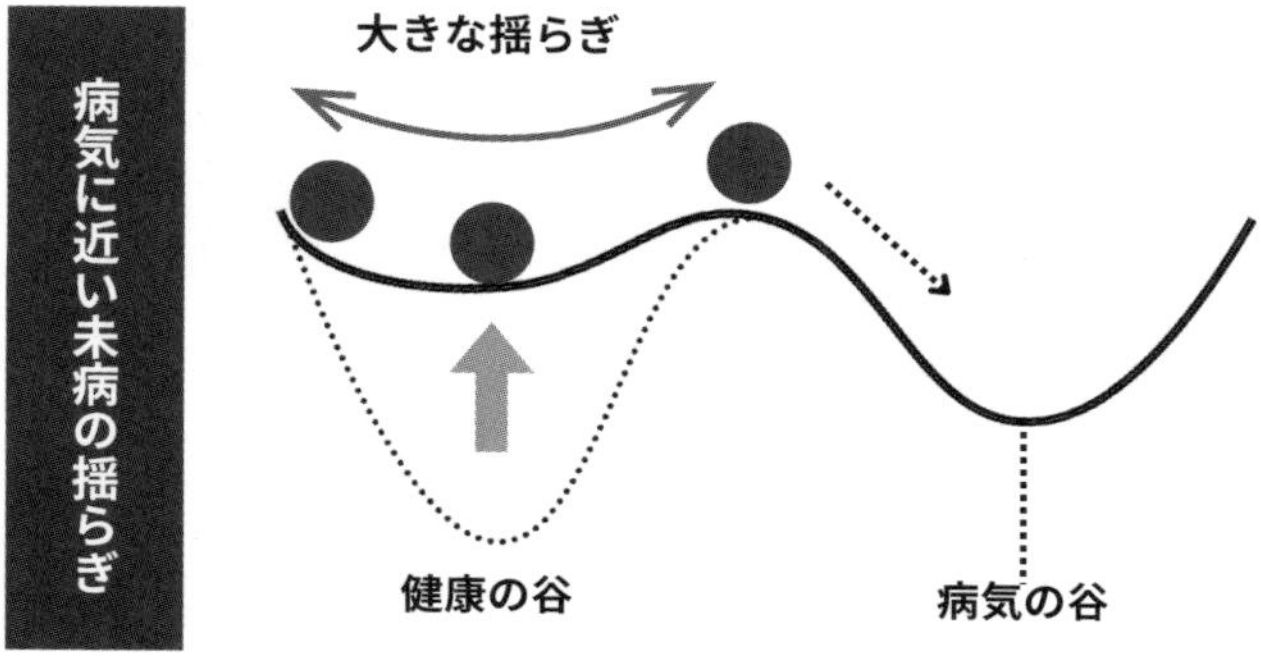

病気に近い未病の人は、健康の谷が浅いためボールの揺らぎが大きく、病気の谷へ入り込む可能性は高くなる。またボールが移動する確率は広がっており、より重ね合わせ状態に近くなる。

参考：動的ネットワークバイオマーカー理論（DNB理論）

健康を考えることは観測すること

量子力学の理論における観測者効果は、物理現象が観測者によって観察されるときに、その状態が変化するというものです。これは、観測者の存在が、量子粒子の振る舞いに影響を与えるという奇妙な現象です。この概念は、未病の観点からも興味深いものです。

例えば、健康の状態はさまざまな要因によって変化しますが、その中でも心理的・精神的な要素が重要です。未病の段階では、人々の心理状態や意識が健康に大きな影響を与えることがあります。観測者効果の観点から見ると、人々が自身の健康状態についてどのように考え、それを認識するかが、その後の健康に影響を与える可能性があります。

例えば、ある人が自分の体調を悪く感じたとき、それがただの一時的な疲れやストレスからくるものか、それとも深刻な病気の兆候かを認識する方法は、その後の対応に影響を与えます。心配することでストレスが増し、健康状態が悪化する場合もあります。逆に、ポジティブな意識を持ち、健康的な行動を促進することで、病気のリスクを減らすことができるかもしれません。

このように、観測者効果の観点から見ると、人々の意識や信念が健康に与える影響は大きいと考えられます。したがって、未病を改善するためには、個々人の意識や心理状態を含めたホリスティックなアプローチも重要です。そして、何より自身の未病の状態を数値化し、まず認識することが量子レベルでも影響を与えるということがわかるはずです。

健康意識も、もつれる

量子もつれとは、量子力学における特殊な現象の１つであり、２つ以上の量子系が相互に関連づけられ、その間で情報や状態が共有される状態を指します。この現象は、１つの系が他の系によって観測されることで、それぞれの系の状態が瞬時に影響を受けるという特性があります。これは、非常に奇妙で直感に反する性質を持っていますが、量子もつれは未病の理解やアプローチにも関連している可能性があります。

未病の観点から考えると、人々や社会が相互につながり、影響を与え合うことがあります。例えば、ある地域での健康意識の向上が、その地域全体の健康水準の向上に繋がるのです。このような関係性は、量子もつれの概念に類似しています。１つの個体や社会が健康に影響を与えることで、その周囲の他の個体や社会も同様に影響を受ける可能性があるのです。

また、未病の観点では、健康に対する意識や行動が相互につながり、複雑なネットワークを形成すると考えられます。例えば、健康的な生活習慣を実践する人が増えることで、その周囲の人々も健康的な行動を取る傾向が高まる可能性があります。これは、量子もつれの性質に類似しており、1つの系が他の系と相互に関連しながら影響を及ぼす構造を持っています。

つまり、健康は単独の個体や要因によって決まるものではなく、複雑な相互作用の結果として生まれると考えられます。そのため、未病のアプローチにおいても、個々人や社会を単独で捉えるのではなく、相互につながり合う関係性や影響を考慮したアプローチが必要です。

量子レベルで健康を考えること

量子力学と未病の関連性を考える上で、これまでさまざまな量子力学の原理や現象を紹介してきました。量子力学は、微小なスケールや極端な条件下での粒子の振る舞いを記述する物理学の枠組みであり、その不思議な性質は一見すると医学や健康には関係がないように見えるかもしれません。しかし、実際には量子力学の理論や概念が未病の理解や予防、治療にも深く関わっています。

まず、量子力学の不確定性原理や観測者効果などの概念は、未病の改善における個々の人の心理や行動の理解に役立ちます。人々の行動や選択は、彼らの意識や認識に影響されるため、観測者効果の理論を応用することで、健康行動の促進や病気の予防につなげることができるかもしれません。また、量子の重ね合わせの原理は、異なる健康行動や治療法の組み合わせによって、より効果的なアプローチを見つけられる可能性があります。

このように量子力学の応用は、医療や健康管理の分野で革新的な進展をもたらす可能性があるのです。また量子コンピューティングの発展により、膨大な量の医療データを効率的に処理し、個々の患者に最適な治療法を提供することが可能になったり、量子センシング技術の進歩により、より早期の病気の検出や診断が可能になり、治療の効果を向上させることが期待されています。

さらに、量子生物学の研究によって、生体内の量子的なプロセスや分子の挙動を理解し、新しい医薬品や治療法の開発につながる可能性があります。特に、がんや神経疾患などの難治性疾患の治療において、量子力学の応用は画期的な進歩をもたらす可能性があるのです。

未来の医療では、量子力学の原理を活用した画期的な医療技術が実用化されることが期待されています。これにより、より効果的で安全な治療法が開発され、医療の質が向上し、人々の健康や生活の質が向上するでしょう。

量子力学にはまだまだ未知の領域がたくさん存在します。未病と量子力学の関連性を見出し、それを実践に活かすためには、さらなる研究や技術の発展が不可欠です。

第4章まとめ

- 日本は睡眠不足大国！睡眠の質を見直し
- 運動は自分にあった負荷で適度で十分
- 腸内環境は栄養吸収と免疫に~~腸~~超重要！！
- 3歳までの食習慣が人生を決める！！
- 腸内環境改善は畑作業と同じで段階的に
- 生理痛やPMSも生活習慣病のひとつ
- 妊娠の仕組みを知るには、細胞分裂のメカニズムを知ることが大切
- 自分の未病の状態を数値化し、まず認識することが量子レベルでも影響を与える

生活習慣は繋がってるから広い視野で見渡すこと！！

第5章

なぜ
健康の価値が
伝わらないのか

1　健康はギフト

家族を守るということ

自分の健康には興味がない人も、「家族の健康」と聞くと、途端に目の色が変わります。自分の子供や、パートナー、親が病気で苦しむ姿は誰もみたくないはずです。私もその気持ちがよくわかります。

２０１５年５月に私は母を乳がんで亡くしました。母は長年ずっと闘病を続けていて、自分で栄養や酵素について熱心に勉強して、必死にがんを克服しようとしていました。しかし、残念ながらがんの進行は止まらず、いよいよという段階になって抗がん剤を服用し、みるみる衰弱していきました。

どんなことにもポジティブでマイナスな発言をしない母が、「こんなにつらいなら、早く死にたい」と話したときに、私は泣きながらホスピスの提案をしました。すると母は、「もう考えている」と返事をしました。

ホスピスでは、とにかく後悔がないようにとたくさんお見舞いに行きました。母が好きなウクレレを弾いて、これが最期になると実感しながら演奏会をしたのを覚えています。

そして、旅立つ最後の瞬間には悲しい想いよりもお疲れ様という想いが強かったです。母がもしがんにならなかったらどんな人生にしたかったのかと考えることがあります。もっと自分がやりたい趣味や仕事があっただろうし、なにより私たち子供の結婚や、孫の顔も見たかったはずです。健康を失ったことでこれからのライフプランがすべて破綻してしまったことに絶望し、生きる希望を失ったのです。私はそれをただただ横で見守ってそばにいてあげることしかできなかったのです。自分の無力感と悔しさでこっそり泣いていました。

家族を守るためには、いろいろなことを考えないといけません。もちろん養うためにしっかりとお金を稼ぐことも大切です。でも、健康以上に大切なものはありません。そして、病気になったあとには治療のためにたくさんのお金が必要になります。健康はすべての土台です。あなたは、家族を守るために今、何ができますか？

愛を伝えるのと同じ

家族に健康の大切さが伝わらない、言っても何も行動してくれないという声をよくいただきます。実は身近な人ほど伝わりにくいのが健康の価値なのです。そのときに改めて思い出して欲しいのが、〝なぜ健康が必要なの？〟ということです。

健康は目的ではなく手段です。「健康のために」と言われると違和感を感じてしまう人も多いはずです。健康のために自分がやりたいことを我慢して、食べたいものも我慢して、それって幸せなの？　自分の人生なんだから好きにやらせてくれと言われてしまうわけです。

大切なことは、〝健康〟にフォーカスするのではなく〝幸せ〟にフォーカスしないといけないということです。幸せな状態というのは、当たり前のように見えて、時間と共に当たり前になくなっていくものです。家族で食卓を囲んだり、旅行に行ったり、テレビを見て笑い合ったりする当たり前の日常は全く当たり前ではないのです。その当たり前ではない幸せをできるだけ長く続けていくために〝健康〟が必要なのです。

「なぜあなたに健康でいて欲しいのか？」その想いを伝えること、それはつまり愛を伝えることとなのです。人はその愛情を感じたときに、はじめて健康の意味を理解し、具体的な行動へと繋がっていくのです。健康の知識をただ押し付けるだけでは人は変わりません。その奥にある想いをきちんと言葉にして伝えていくことが健康の価値なのです。

健康はギフトであって、人間が人間らしくあろうとする尊い営みなのです。「健康はすべてではないが、健康を失うとすべてを失う」という言葉の意味を改めて一緒に考えてみましょう。

未来から現在地を見る

病気になってから後悔する人がたくさんいます。なぜ、もっと前から健康を意識して、習慣を変えられなかったのか、タイムマシンがあれば戻りたいと思ったことがあるはずです。

しかし、残念ながらまだタイムマシンはありません。だからイメージしてみてください。病気で家族が苦しんで絶望している未来をイメージしてみてください。そして、その未来から見た過去は、今だということ。みなさんは未来から今という過去へタイムスリップしているわけです。

健康は、未来から逆算して考えることが大切です。その習慣の先にどんな未来が待っているのかをできるだけ具体的に見せることです。人はまだ起こっていない問題に対してはなかなか危機意識を持つことができません。今生きることに精一杯な状態ではなおさらです。そして、未来のイメージを伝えるためには現在地をまず知ることからはじまります。

今自分がどんな生活習慣をしていて、その結果どんな状態になっているのかをきちんと数値化して、具体的に認識してもらうことが大切なのです。

今この瞬間が未来へと繋がっていることを認識することで、今の積み重ねによって未来が変わるということも認識できるようになるはずです。つまり、健康を考えることは、未来を想像し、そして未来を創造していくことであるといえるのです。

まずは自分が健康で幸せになること

自分が健康で幸せではないのに、家族にはそれを押し付けようとする人が多いのです。謙虚であることが日本人の美徳であり、自分よりも周りを優先しようとすることは素敵な精神性ではありますが、健康の押し付けは謙虚とは言えません。

例えば、子供に健康で幸せでいて欲しいなら、まず親が健康で幸せでいるべきです。私はこれまで何百人ものデータを見てきましたが、親が不健康なのに子供が健康な家族は見たことがありません。

WELL BE CHECKの結果を分析すると、家族で驚くほど結果が似ているのです。考えてみれば当たり前のことですが、家族で同じ食卓を囲み、同じような睡眠習慣やストレス習慣を共有しています。だから、子供は必ず親の背中を見て育つのです。人は常に環境に依存して習慣を形成していきます。

その環境を変えていくためにはまずは自分自身が変わり、その環境の中心になるという意識を持つことが重要です。

自分が誰に影響を与えているのかを意識することで、環境を自らつくっていくことができます。あなたが健康で幸せになれば、健康で幸せな人が自然と集まり、その結果としてあなたの大切な人を守り続けていくことが可能になるのです。

2　ヘルスプロモーションの考え方

ヘルスプロモーションの歴史

ヘルスプロモーションの概念は、近代医学の発展とともに形成されましたが、その起源は古代からさかのぼります。歴史的な背景には、古代ギリシャやローマ時代における公衆衛生や健康促進の取り組みがあります。古代ギリシャでは、風呂や運動、バランスの取れた食事などが健康の維持に重要視されていました。また、ローマ帝国では公衆浴場や街路の整備、飲料水の供給などが衛生環境の改善に取り組まれました。

近代においては、19世紀から20世紀初頭にかけて、産業革命や都市化の進展により、労働者階級の健康問題が顕在化しました。この時期には、公衆衛生の向上や労働者の健康増進が政府や社会の関心事となり、健康促進の取り組みが始まりました。

ヘルスプロモーションの概念は、１９６０年代から１９７０年代にかけて、公衆衛生学や社会医学の分野で発展しました。当時、医学のアプローチは病気の治療や予防に主眼が置かれていましたが、健康の維持や促進に焦点を当てた新たなアプローチが求められるようになりました。

こうした背景から、ヘルスプロモーションは、健康を維持し向上させるための包括的な取り組みとして注目されるようになりました。現代のヘルスプロモーションは、医療だけでなく、生活習慣や環境、社会的要因などを含めた健康に影響するさまざまな要素にアプローチし、個々の健康意識や行動の変容を促進することを目指しています。

行動変容ステージに合わせて言葉を選ぶ

健康の価値が伝わらない原因の多くは、ただ知識を押し付けているだけになっていることが多いです。喫煙者に、タバコの有害性を淡々と伝えたところで嫌がられるだけです。人は正論を押し付けるだけでは行動変容しないのです。ヘルスプロモーションには正しい戦略が必要です。

では、どんな戦略が必要なのでしょうか？　まずは、きちんとターゲットの属性を明確にすることです。当然人によって健康意識の違いがあります。この意識の違いを5つの行動変容ステージに分けることができるのです。そして、ステージによってどんな言葉を投げかけるべきかの戦略が変わってきます。

WELL BE CHECKでは、実は裏側で実施者がどの行動変容ステージにいるかのデータも取得できています。このステージの分布を事前に把握しておくことで、当日どのようにカウンセリングを進めていくかをデザインすることが可能です。逆に言えば、その人の行動変容ステージをわかっておかないと求めていない言葉を投げかけてしまい、反発されてしまうことも珍しくありません。

カウンセリングの際は、事前に相手の行動変容ステージを理解し、それに合わせて言葉を選んでいくことが基本になります。

行動変容ステージを見分けるためにはどのような質問をすればいいのでしょうか？それぞれのステージについて詳しく解説していきます。

①無関心期

質問「自身の生活習慣の課題に気づいていますか？」

回答「いいえ」

無関心期は、５つのステージの中の一番下にあるステージで「健康課題に気づいていない状態」です。そもそも自身に課題を感じていないので、ニーズも潜在化している状態です。最も価値を伝えるのが難しいステージであり、同時に最も健康の必要性が高い人たちでもあります。

無関心期のステージでは、健康についての関心だけではなく、健康づくりのための知識も持ち合わせていない場合が多く、病気になってからようやく健康の価値に気づく場合が多いのが特徴です。

無関心期を動かすためには、肝に銘じる言葉（恐怖訴求）が必要になります。例えば、糖尿病の末期には手足が壊死したり、失明したり、人工透析が必要になることもあって社会生活が難しくなることもありますといったドキッとする表現などです。ただし、恐怖訴求にはマスメディアなどによって世論を形成していく必要もあり、非常に難易度が高いステージです。

よってこのステージは、最終到達地点と考えましょう。まず最初にターゲットにすべきステージではありません。

②関心期

質問「自身の生活習慣の課題への対処法をわかっていますか？」

回答「いいえ」

関心期は、「自身の健康に課題があることは気づいているが、具体的な対処法がわからない状態」です。課題があることは認識しているので、ニーズは顕在化している状態です。

関心期のステージでは、健康についての関心は持っているものの、健康づくりのための知識は持っていない場合が多く、自分の状態に合った具体的な健康法を探している場合が多いのが特徴です。関心期を動かすためには、腹に落ちる言葉（情報支援）が必要になります。例えば、血糖値コントロールのための食事法や意識すべき栄養素の説明などです。

ポイントは自分の状態にあった情報を求めているということです。確かに今はインターネットで検索すれば色々な情報が出てきますが、自分の体質や課題にあった方法が何かということまではわかりません。個々の状態を分析、考察、ヒアリングしながらオーダーメイドな情報を支援していく必要があります。

③準備期

質問「自身の生活習慣の課題に対策をしていますか？」

回答「いいえ」

準備期は、「自身の健康に課題があることに気づいていて、具体的な対処法もわかっているが、改善のための行動はしていない状態」です。いわゆる頭ではわかってはいるけど、結局何もしていないといった状態です。

準備期のステージでは、健康づくりのための知識を持っているが、健康についての関心は持っていない場合が多く、行動できない理由を見つけて正当化してしまっている場合が多いのが特徴です。準備期を動かすためには、心に染みる言葉（感情介入）が必要になります。例えば、あなたが病気になったら家族はどう感じますか？　といった質問です。その人が人生の中で絶対に失いたくないものや、関係性について訴求し、感情的に健康の必要性を訴えかけるということです。

ポイントは論理的に訴えるのではなく、心を動かすということです。同じコミュニティーや仲間をつくって一体感をつくっていくことも重要なアプローチ方法です。

④実行期

質問「自身の生活習慣の課題に対策をしていますか？」

回答「はい」

実行期は、「自身の健康に課題があることに気づいていて、具体的な対処法もわかっていて、改善のための行動をしているが、結果に満足していない状態」です。実行期では、健康についての関心と共に健康づくりのための知識も持っている場合が多く、健康意識は高いものの実際は健康とはいえない場合が多いのが特徴です。

実行期を動かすためには、心が弾む言葉（幸せ訴求）が必要になります。例えば、健康になることでモテたり、家族との時間をもっとたくさんつくれますよといったワクワクする言葉です。行動をさらに習慣化した先の未来をイメージしてもらうことで、諦めずに継続してもらうことが狙いです。

ポイントは、今具体的に取り組んでいる行動についてきちんと承認して、褒めてあげることが重要です。個別対応でメールや手紙などを手触りのある対応をしていくことも重要なアプローチです。

⑤維持期

質問「自身の生活習慣の課題に対策して満足していますか？」
回答「はい」

維持期は、「自身の健康に課題があることに気づいていて、具体的な対処法もわかっていて、改善のための行動をしていて、結果にも満足している状態」です。維持期は行動が習慣化していて、具体的な成果も出ていて理想的な状態です。ここまでステージが引き上がれば、自走する状態になっているので指導をする必要はありません。

ただし、出ている成果の基準値が客観的に見たときに低い場合もあります。主観的には

行動変容ステージの樹系図

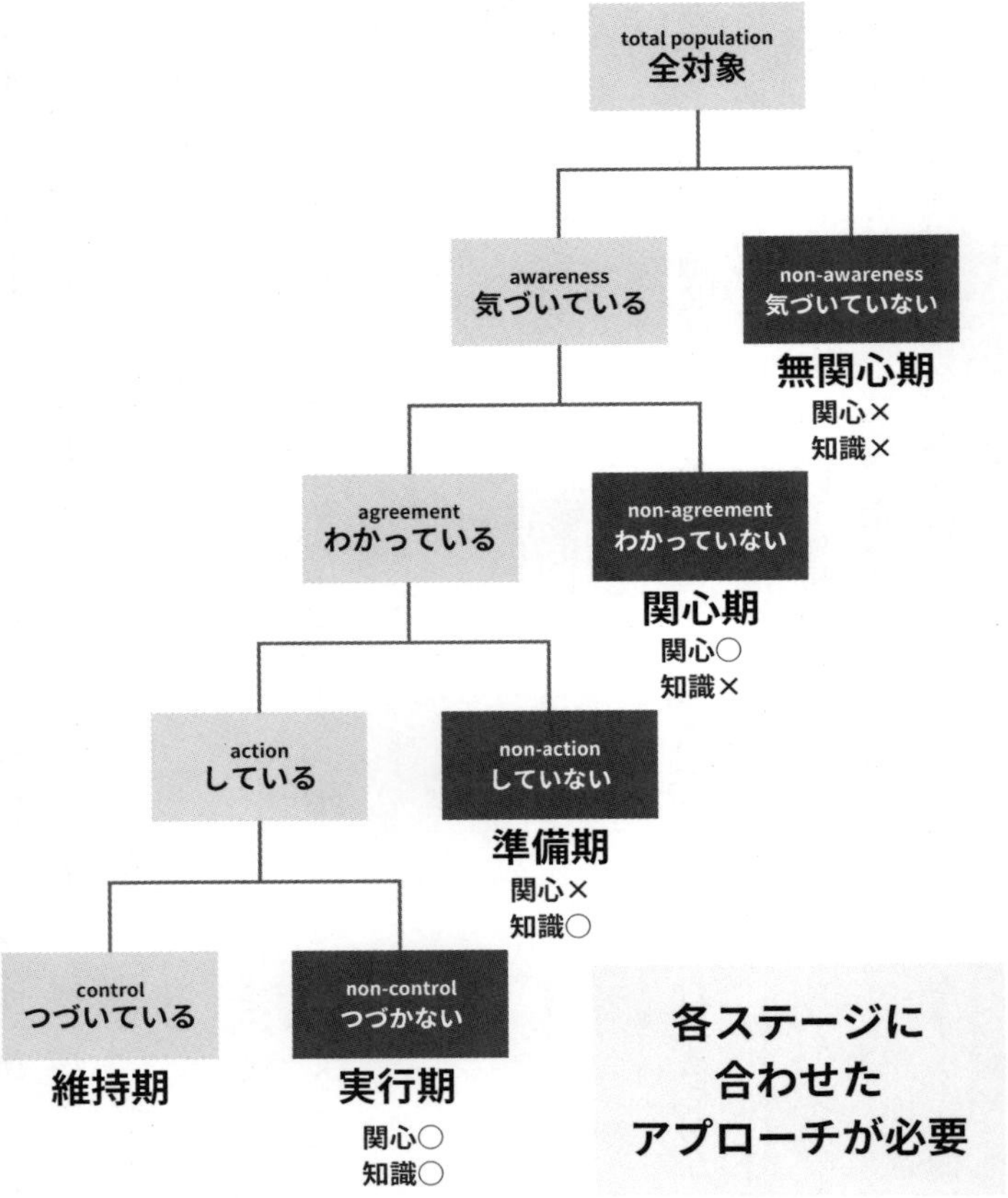

引用：西根英一「ヘルスケアビジネスの図本」P107

満足していても、それが目指すべき目標と乖離している場合は、新たな目標の設定が必要になります。

主観的健康と客観的健康の乖離

健康づくりにおいて、主観的健康と客観的健康の乖離に注意しなくてはいけません。この乖離が生じると、適切な健康管理や治療が十分に行われない可能性があります。

主観的健康とは、個人が自分の健康状態をどのように感じ、認識しているかを指します。一方、客観的健康は、測定や診断に基づいて確認される健康状態です。

この乖離が起こる主な要因の１つは、個人の主観的な感情や信念が客観的な健康指標と異なることです。例えば、健康な生活を送っていると感じている人でも、客観的な健康検査で異常が見つかる場合があります。また、逆に、健康上の問題を感じている人でも、客観的な検査で異常が見つからないこともあります。

このような乖離を解消するためには、個人の主観的な感情や信念だけでなく、客観的な健康指標も考慮することが必要です。医療や健康管理の分野では、患者やクライアントとのコミュニケーションを通じて、個々の健康状態やニーズを正確に把握し、適切なアプローチを提供することが求められます。また、本人自身も、自己評価を行う際に客観的な情報を取り入れ、健康状態を客観的に見つめ直すことが重要です。健康づくりにおいては、主観的な感情や信念だけでなく、客観的な健康指標も考慮し、バランスよく組み合わせることで、より効果的なアプローチが可能となります。

相手の本音を探り当てる方法

健康づくりにおいて、相手の本音を探り当てる方法はいくつかあります。

まず第1に、良好なコミュニケーションを築くことが重要です。相手との対話を通じて、彼らの気持ちや考えを理解し、彼らが本当に求めていることを把握することができます。積極的に聞き手として耳を傾け、相手の話に興味を持つことが大切です。

また、非言語的なサインにも注意を払うことが重要です。相手の表情や体の動き、声のトーンなど、言葉以外の情報も大切なヒントとなります。これらの非言語的なサインを読み取ることで、相手の感情や状況をより正確に把握することができます。

さらに、質問を上手に活用することも効果的です。オープンな質問を使って、相手に自由に話してもらいましょう。また、肯定的な質問を使って、相手の肯定的な面を引き出すことも有効です。質問を通じて、相手の内面に迫ることができます。

共感を示すことも重要です。相手の感情や経験に共感し、理解の意志を示すことで、相手が自分の本音を打ち明けやすくなります。共感を示すことで、相手との信頼関係を築くことができます。

最後に、対話の中で相手の言葉を反復することも効果的です。相手の発言を要約したり、確認したりすることで、相手が伝えたいことを正確に理解し、共有することができます。相手の言葉を反復することで、本音に迫ることができます。

3　アドバイスではなく寄り添い

アドバイスはしないこと

カウンセリングをしていると、どうしても変わってほしくて、あれやこれや具体的なアドバイスをしたくなってしまいます。しかし、行動変容ステージのミスマッチがあると、これはただのお節介になってしまいます。例えば、無関心期の人に情報支援をしようとしてしまったり、感情介入をしてしまったりすることが多いです。

とにかく大事なことは、相手のライフスタイルや、これまでの人生について興味を持つことです。そして、それをとにかく聞いてみることです。なぜ今の食生活になっているのか？　なぜ忙しい環境を選択してしまっているのか？　自分の可能性を狭めてしまう思考はどんな経験からきているのか？

「なぜ？」を最低でも5回繰り返していくと本当の原因が顔を出しはじめます。

そして、それを自身で考えてもらうことで、自らその原因に気づきはじめます。気づいたときにはじめて改善方法を質問してくれるはずです。そして、質問を受けてはじめてアドバイスをしていくのです。行動変容には内発的なモチベーションが欠かせません。自ら変わりたいと心の底から思ったときに行動が起こり、習慣化していくのです。

これまでお伝えしてきた通り、生活習慣はその人の生き方や人生そのものです。その習慣の背景を深く知り共感することで、どの部分が不調のボトルネックになっているのかを考察できるのです。

寄り添うことの価値

WELL BE CHECKでは、メンタルスコアがわかります。WELL BE CHECKの統計結果では、カラダに不調を抱える人の多くは同時にココロにも不調を抱えている人が多いことがわかっています。メンタルスコアは、実施者の自己肯定感やポジティブやネガティブ、人間的健康の状態を表します。人間的健康は生活習慣の中の最も土台であり、改善の優先順位が最も高い習慣です。

ただこれほど根が深いメンタルスコアを改善してもらうにはどうすればいいのか？　そんなことができるのか？　といった質問をよくいただきます。その答えは、変えようと思わないこととお話しています。

人間的健康にはその人の人生観や価値観が関係しているので、歳を重ねるほどにそれは強固になり、変えるのは簡単なことではありません。ただその人生観や価値観が根っこにあることで、今の不調に繋がっていることに気づいてもらうことが大切なのです。そのきっかけをつくり、引き出してあげてくださいとお話しています。ただ寄り添い、話を聞くだけで、その人は救われるのです。

しかし、人によっては残念ながら、行動してくれない人もいます。そのときは落ち込まず、タイミングが今ではなかっただけだと考えましょう。私たちは、すべての人を健康にすることはできません。あくまで、そのきっかけを提供するにすぎないのです。

段階的に変えていく

例えば、ヘビースモーカーの方にいきなり禁煙を求めるのは難しいことがわかると思います。最初から高すぎるハードルを提示すると反発し、二度と話を聞いてくれなくなるかもしれません。とある企業では、従業員の喫煙をいきなり辞めさせるのではなく、まずは紙タバコから加熱式タバコに切り替えようというキャンペーンを行った結果、段階的に禁煙に成功したとのことです。

このように段階的なアプローチは、行動変容をしてもらうときに重要な考え方です。一度に大きな変化を求めるのではなく、少しずつ目標を設定し、段階的に進歩を実現していくことです。これにより、人々は自分のペースで変化を受け入れ、継続的な行動変容を実現することができるのです。

また、段階的なアプローチは、目標達成の意欲を高めることもできます。小さな成功体験を積み重ねることで、自信をつけることができ、次の段階への取り組みに前向きな姿勢を持つことができます。さらに、個々のニーズや状況に合わせて適切な支援を提供することができるため、より効果的な結果を期待できます。

置き換えからはじめる

健康的な生活習慣を確立する際、一度にすべてを変えるのは難しいことです。そのため、段階的な変化の過程で、まずは既存の習慣を置き換えていくことが重要です。新しい習慣を身につけることは、多くの人にとって挑戦であり、それには時間がかかるものです。そのため、置き換えることからはじめることで、徐々に変化を受け入れやすくなります。

例えば、チョコレートが大好きで、ついつい食べすぎてしまうという人がいます。このような場合、完全にチョコレートをやめるのは難しいかもしれませんが、チョコレートの代わりにプロテインバーを摂取するという方法があります。プロテインバーは、満腹感を与えながら、糖分を抑えた健康的な選択肢です。同様に、ポテトチップスやエナジードリンクを摂取する習慣のある人も、大豆チップスや炭酸水に置き換えることで、健康的な選択を促進することができます。

既存の習慣を置き換えることで、身体に与える影響を積極的に変えることができます。健康的な選択肢への置き換えは、持続可能な生活習慣を確立するための第一歩です。さらに、置き換えることで、ストレスや不安を軽減し、変化への抵抗感を減らすことができます。このように、段階的なアプローチを取ることで、健康的な生活習慣を身につけることがより実現しやすくなります。

こうした置き換えのプロセスでは、個々の習慣に焦点を当て、徐々に変化を取り入れていくことが重要です。そして、成功体験を積み重ねながら、より健康的な選択肢への移行を進めていきます。また、置き換えることで得られる利益やメリットを明確に認識し、モチベーションを維持することも大切です。このようなアプローチを通じて、健康的な生活習慣を身につけ、持続可能な健康を実現していきましょう。

第5章まとめ

- 「なぜあなたに健康でいて欲しいのか？」
  その想いを伝えること
- 健康は未来から逆算して考えることが大切
- まずは自分が健康で幸せになること!!
- 5つの行動変容ステージを理解して、
  ステージに合わせた訴求をしていくこと
- 主観的健康と客観的健康のズレに注意！
- アドバイスではなく、寄り添うことが大事
- 相手の人生に興味を持ち、傾聴すること
- 今の習慣を置き換えるところから始める！

健康を伝える時には"愛"が必要なんだ!!

第6章

未病の未来を考える

1　広がるＰＨＲ構想

ＰＨＲ（パーソナルヘルスレコード）とは

ＰＨＲ（パーソナルヘルスレコード）とは、個々の人が自身の健康情報を集め、管理するための電子ファイルやシステムのことを指します。つまり、医療記録や健康データ、検査結果、投薬履歴など、自分自身や家族の健康に関する情報を一元化して保存する仕組みです。

ＰＨＲは、患者自身が自分の健康状態や医療に関する情報を管理することを可能にし、医療提供者とのコミュニケーションを効率化します。

これにより、患者は自分の健康についてよりよく理解し、医療に関する意思決定に積極的に参加することができます。

一般的に、ＰＨＲには次のような情報が含まれます。

①基本的な身体情報

身長、体重、血圧などの基本的な生体情報が含まれます。

②医療履歴

PHR構想の全体概要図

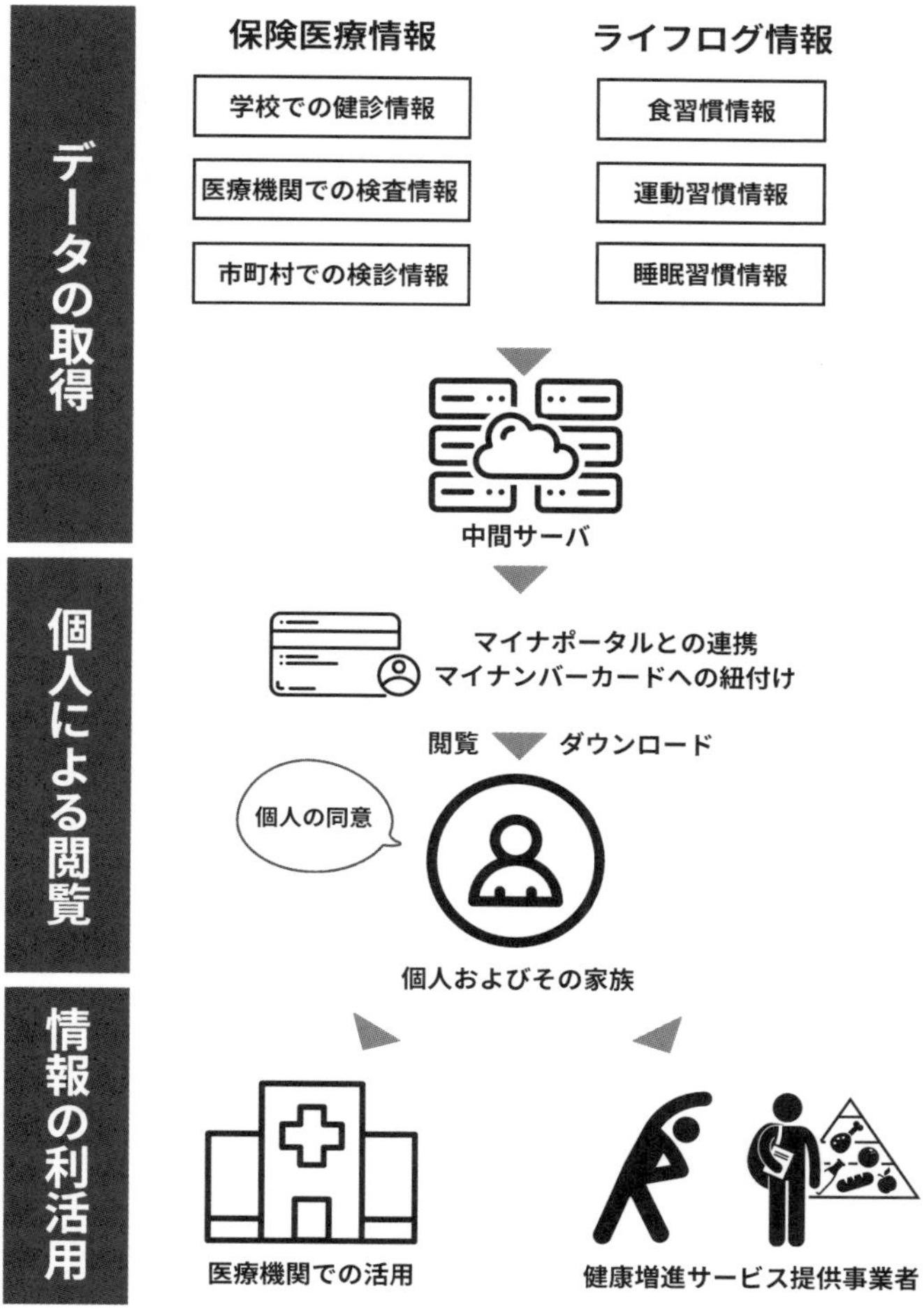

参考：経済産業省「民間PHR事業者団体の設立に向けた調整状況について」資料を基に作成

過去の診療や手術、処方箋の履歴など、過去の医療に関する情報が含まれます。

③検査結果

血液検査や画像検査などの検査結果が含まれます。

④アレルギーや既往症

アレルギー反応や過去に経験した病気などの情報が含まれます。

⑤薬物情報

処方された薬やサプリメント、投薬の履歴が含まれます。

ＰＨＲは、患者が自分の健康情報を効果的に管理し、医療提供者とのコミュニケーションを改善するための貴重なツールです。また、緊急時に必要な情報をすぐに利用できるため、医療の質や安全性の向上にも繋がります。

医療と未病はＰＨＲの性質が違う

まず医療領域を中心にＰＨＲの導入を進めていますが、同時に未病領域でもＰＨＲの導入が不可欠です。ただし、医療と未病では性質が異なるため、その違いに注意する必要があります。医療では健康診断の結果や医療履歴などのデータを利用しますが、未病の中でも特に未病Ｉの領域では健康診断や検査で異常が出ない生活習慣のデータが重要です。

未病段階では、多くの人が自身の健康に対する危機感が薄いため、ＰＨＲの導入はハードルが高いと言えます。まず、その理由としてコストが挙げられます。未病段階では、必要性を感じていないため、検査料金がかかる場合には実施しない傾向があります。また、現代人は少しでも手間を感じると実施しない傾向があり、簡便性も重要です。このため、未病段階ではハードウェアの普及を前提としたＰＨＲは現実的ではないと考えています。したがって、未病段階におけるＰＨＲには、まずはソフトウェアを中心とした仕組みが必要です。簡単で無料で自身の状態をチェックできる仕組みが求められます。まずは、ソフトウェアで全体のデータを調査し、重症度が低い人には生活習慣改善を促し、重症度が高いと思われる人には適切な医療機関への紹介を行うことが重要です。

２０２４年４月現在、WELL BE CHECKでは1万人近い未病段階における生活習慣のデータが蓄積されています。このデータを解析することで、未病段階における生活習慣のパターンや傾向を明らかにし、個々の健康状態に合わせたカスタマイズされたアドバイスや予防策を提供することが可能です。

このデータを医療機関と共有することで、未病段階からの健康管理や疾病予防における医療の役割を強化し、より効果的な医療サービスの提供が期待されます。

さらに、未病段階での生活習慣の改善や適切な医療へのアクセスが促進されることで、健康格差の縮小や社会全体の健康水準の向上にも貢献できると期待しています。

ＲＷＤ（リアルワールドデータ）とは

ＲＷＤ（リアルワールドデータ）は、医療や健康領域におけるデータの一種です。これは、臨床試験や研究室での実験ではなく、実際の臨床設定や日常生活での医療や健康に関する情報を指します。具体的には、患者の病歴や診断情報、治療経過、薬物投与や副作用の記録、健康行動や生活習慣のデータなどが含まれます。

臨床試験では、特定の条件下で収集されたデータが主であり、その結果は厳密な管理やコントロールのもとで得られます。

一方、ＲＷＤは臨床設定や現実の医療実践の中で得られるため、より幅広い患者人口や実際の医療状況に関する情報を提供します。

ＲＷＤは、患者の実際の医療体験や健康状態を反映しており、医療政策の策定や臨床意思決定の支援、医薬品や医療機器の開発に活用されます。また、大規模なＲＷＤの分析を通じて、疾患の自然な進行や治療効果、副作用などに関する新たな知見が得られることもあります。

しかし、ＲＷＤにはいくつかの課題や制約も存在します。データの品質や信頼性、プライバシーの問題、データの統合や標準化の難しさなどが挙げられます。これらの課題を克服し、ＲＷＤの有益な活用を進めるためには、データ収集や管理の方法を改善し、適切なデータ解析手法を用いることが重要です。

ＰＨＲとＲＷＤで未病と医療が繋がる

ＰＨＲ（パーソナルヘルスレコード）とＲＷＤ（リアルワールドデータ）の統合により、未病と医療の領域がうまく橋渡しされていくことが期待されます。これらの技術が統合されることで、個々の健康管理や疾患の予防において、より効果的なアプローチが可能になるのです。

まず、ＰＨＲは個々の健康情報を記録・管理するプラットフォームであり、患者が自身の健康状態を追跡し、医療関係者と情報を共有するためのツールです。一方、ＲＷＤは現実世界で収集された医療データを指し、大規模なデータセットから健康トレンドや治療効果などを分析し、医療の決定支援に役立てます。

ＰＨＲとＲＷＤを活用することで、健康を維持し、疾患を予防する取り組みが、従来の医療と連携していくことが可能になります。例えば、ＰＨＲに記録されたデータをＲＷＤと組み合わせて分析することで、個々の患者にとって最適な予防戦略や生活習慣の改善方法を特定することができます。

そして、これらの情報をもとに医療関係者が患者に適切なアドバイスや治療を提供することができるようになります。

さらに、ＰＨＲとＲＷＤの統合は、未病の段階から医療の介入が可能になります。つまり、健康情報をリアルタイムで収集し、異常が検出されればすぐに医療機関と連携して適切な処置を行うことができます。これにより、疾患の進行を防ぎ、早期治療や介入が可能になるのです。

このように、ＰＨＲとＲＷＤの統合により、未病と医療が密接に結びつき、より効果的な健康管理が実現されると期待されています。

2　健康日本21から見える未来の健康づくり

健康日本21とは

健康日本21は、厚生労働省が策定した国民の健康増進のための総合的な施策です。

２０００年に開始された健康日本21は、その後、２０１３年に改訂され、現在も継続されています。この施策は、国民の健康寿命の延伸や生活習慣病の予防など、さまざまな健康課題に対処するための戦略を提供しています。

健康日本21の主な目標の1つは、「健康寿命の延伸」と「生活習慣病の予防」です。健康寿命の延伸を図るためには、高齢化社会においても健康な生活を送るための支援や、健康格差の是正が重要です。生活習慣病の予防には、食生活や運動習慣の改善など、健康増進に向けた具体的な取り組みが含まれます。

健康日本21では、これらの目標達成のために、健康づくりに関わるさまざまな機関や組織が連携し、地域や個々のライフステージに応じた健康づくりの推進を図っています。具体的な施策としては、健康診断の普及や啓発、栄養指導、運動プログラムの提供などが挙げられます。

また、健康日本21では、予防や健康づくりへの意識を高めるための啓発活動や情報提供も重要視されています。これにより、個々の健康づくりに積極的に取り組む人が増え、国民全体の健康水準の向上に繋がることが期待されています。

第3次での新たな5つの視点

健康日本21は、２０００年から第1次がはじまりました。第1次では、1次予防の重視や具体的な目標設定が行われました。そして、２０１３年に第２次がはじまりました。第

2次では、健康寿命の延伸・健康格差の縮小を目的とし、生活習慣に加えて社会環境の改善を目指していました。その結果として検討すべき課題がいくつか上がってきました。

①自治体が健康づくり施策を効果的に進めるための方策

②データを利活用してより効果的に住民の行動変容を促すための方策

③社会環境整備等を通じ、健康に関心が薄い者を含めた健康づくり施策を更に進めていくための方策

④性差や年齢等も加味した健康づくりの方策

⑤新型コロナなど新興感染症の感染拡大による生活習慣の変化等を踏まえた健康づくり

それらの課題を踏まえて、2024年から第3次が始まります。第3次では、「誰一人取り残さない健康づくり」や「より実効性をもつ取組の推進」に取り組むために新しい5つの視点を取り入れました。

①女性の健康を明記

女性の健康については、これまで目だしされておらず、性差に着目した取組が少ないことから、「女性の健康」を新規に項目立て、女性の健康週間についても明記し、骨粗鬆症検診受診率を新たな目標として設定します。

②自然に健康になれる環境づくり

健康に関心の薄い者など幅広い世代に対して、生活習慣を改めることができるようなアプローチが必要です。健康に関心の薄い人を含め、本人が無理なく健康な行動をとれるような環境づくりを推進します。

③他計画や施策との連携も含む目標設定

行政だけでなく、多様な主体を巻き込んだ健康づくりの取組をさらに進める必要があります。健康経営、産業保健、食環境イニシアチブに関する目標を追加し、自治体での取組との連携を図ります。

④アクションプランの提示

目標や施策の概要については記載がありますが、具体的にどのように現場で取組を行えばよいかが示されていません。自治体による周知広報や保健指導など介入を行う際の留意すべき事項や好事例集を各分野で作成、周知（栄養・食生活、身体活動・運動、睡眠、喫煙など）します。

⑤個人の健康情報の見える化・利活用について記載を具体化

ＰＨＲなどＩＣＴを利活用する取組は一定程度進めてきたが、さらなる推進が必要です。ウェアラブル端末やアプリの利活用、自治体と民間事業者（アプリ業者など）間での連携による健康づくりについて明記します。（厚生労働省，健康日本21）

未病提言を厚生労働大臣へ提出

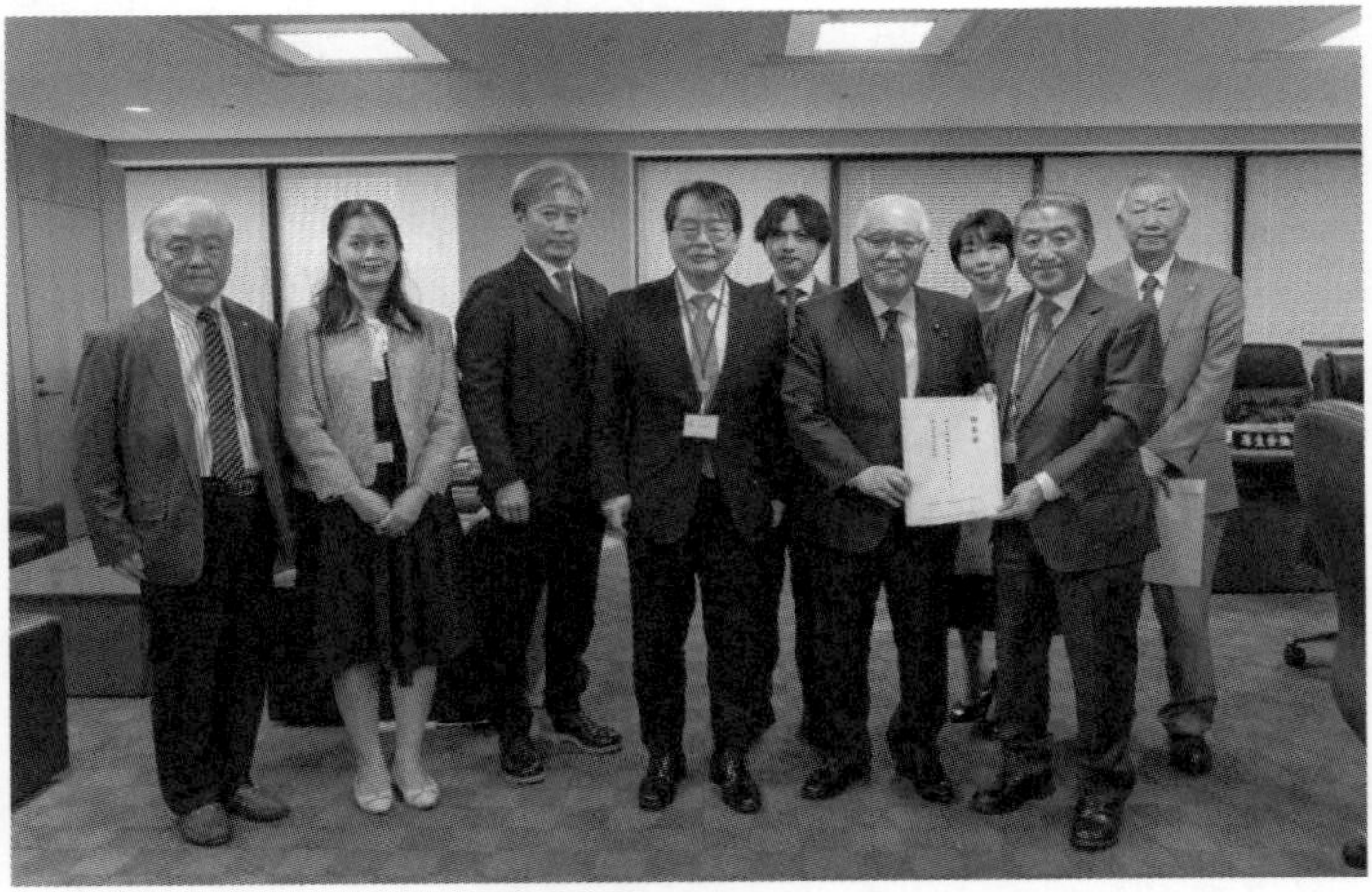

2024/4/22 武見敬三 厚生労働大臣へ未病に関する提言書提出

「かけがいのない国民皆保険制度の持続に、現代未病の活用を」をテーマ提言として、武見敬三 厚生労働大臣へ提言書を提出いたしました。私は、有識者の1人として参加し、デジタルヘルスにおけるPHRの重要性についての内容を担当いたしました。

厚生労働省の中でも未病の重要性については認識しており、これから進めていくべき重要な考え方であるとした一方で、具体的にどのように政策へと落とし込んでいくのかについてをこれからしっかり考えていきたいとご意見いただきました。

提言提出団体：日本賢人会議所、日本未病学会、日本未病総合研究所の３団体（合計1198名）

日本は世界のロールモデルになる

日本の健康づくりは、世界のロールモデルとなる可能性を秘めています。日本は超高齢化社会の先駆けであり、その過程での知見や取り組みが注目されています。特に、高齢者の健康寿命延伸や医療費の削減といった課題に対する取り組みは重要です。

日本が直面する超高齢化社会の課題は多岐にわたりますが、その中でも特に重要なのが社会保障費の増大です。高齢化に伴い、医療や介護などの社会保障費が増加し、財政への負担が大きくなると懸念されています。このような課題に対処するためには、健康づくりの重要性がますます高まっていきます。

日本の健康づくりが世界のロールモデルとなるためには、さまざまな視点での取り組みが重要です。まず、高齢者の健康寿命延伸を図るためのプログラムや施策の開発が必要です。健康な高齢者がより長く自立した生活を送ることができれば、医療や介護の費用を削減することができます。

また、高齢者の社会参加や地域コミュニティーの形成も重要な課題です。高齢者が自らの能力や経験を活かして地域の活性化に貢献することで、孤立や認知症などのリスクを軽減することができます。

日本の健康づくりが世界のロールモデルとなるためには、高齢化社会における健康寿命延伸や生活習慣病の予防、地域コミュニティーの形成など、さまざまな取り組みが必要です。

自然に健康になれる環境づくりが鍵

第3次の新たな視点の中で最も重要かつ難易度が高いのが、「自然に健康になれる環境づくり」です。私自身、未病ヘルスケアの業界にいて、いかに無関心の人を動かすのが難しいかを痛感しています。

健康に無関心な人々も含めた個々の人が自然な方法で健康な行動をとれるようにするには、民間企業と行政が一体となって環境を整えることが必要です。

例えば、地域社会や学校、職場など、日常的に人々が触れる場所での健康増進活動が考えられます。健康に無関心な人々にも、身近な場所で気軽に健康情報やサポートを受けられるような仕組みを整えます。地域の公園や公共施設での健康イベントや無料健康相談、健康教室の開催などがその一例です。

さらに、生活環境の整備も重要です。健康に無関心な人々が自然な選択をすることができるよう、環境を整えることが必要です。例えば、食事環境の改善や身体活動の促進に向けた施策が考えられます。コンビニやスーパーマーケットでの健康食品の充実や、運動施設や歩道の整備、自転車レーンの設置などがその例です。

そして、なによりも重要なのが、「未病段階での健康の見える化」です。人は目に見えないことは認識できないので、健康意識は芽生えません。まずは現在地を認識し、それを社会全体で共有していく必要があるのです。

これらの取り組みにより、健康に無関心な国民も自然な方法で健康な生活を送ることができる環境が整い、健康な生活が身近で手に入りやすくなります。しかし、これらの施策を実現するには、地域社会や関連機関との協力や、意識改革が欠かせません。

スマートライフプロジェクト

スマート・ライフ・プロジェクトは、厚生労働省が行っている、国民の健康づくりをサポートするプロジェクトです。役立つ健康情報をＷＥＢサイトなどで発信し、食事、運動、けんしん、そして禁煙の４つの柱で「健やかな国ニッポン」を目指しています。企業・団体・自治体への参画の呼びかけを行い、令和6年3月時点では、１０，１００団体が参画しています。

このように行政と企業や自治体が連携して国民全体を巻き込んで健康づくりを啓発していくことは重要な取り組みです。しかしながら、ただの情報発信は行動変容ステージの中でも関心期をターゲットにする取り組みであり、その他のステージには別の取り組みが必要です。

例えば、準備期を実行期に引き上げるには感情介入と共にインセンティブ設計が必要になり、無関心期を関心期に引き上げるには恐怖訴求を伴うペナルティー設計が必要になります。

一度に複数のステージにアプローチを行うことは難しいので、段階的に無関心期へ向かって取り組みを進めていくことが重要です。

第3次で描く未来の生活

健康日本21の第3次が描く未来の生活は、日常生活の中でより健康を意識しやすい社会に繋がっていくでしょう。

まず、私たちの食生活が改善されます。食品の健康表示がさらに進化し、商品のパッケージには栄養成分やカロリーだけでなく、食事と健康への影響も詳細に記載されています。

例えば、食品の推奨摂取量が明示され、消費者は健康に配慮した選択をしやすくなります。

また、飲食店や学校給食などでも、栄養バランスが考慮されたメニューが提供され、健康的な食生活が促進されるでしょう。

次に、運動環境が整備されます。公共の場やオフィス、住宅地には運動施設やフィットネススタジオが増え、身近な場所で運動する機会が増えます。さらに、ウェアラブルデバイスやスマートフォンアプリを活用した健康管理サービスが普及し、個々の健康状態に応じた運動プログラムやトレーニングが提供されます。

例えば、歩数や心拍数をリアルタイムでモニタリングし、適切な運動量や休憩時間を提案するサービスがあります。

さらに、ストレスや睡眠不足などの精神的な健康も重視されます。ストレスマネジメントや睡眠改善のためのプログラムが普及し、心と体のバランスを整えることが促進されます。

例えば、ストレスを軽減するためのマインドフルネス瞑想やリラックス効果のある音楽を提供するアプリがあります。また、睡眠状態をモニタリングし、睡眠の質を向上させるためのアドバイスを提供するサービスも増えています。

このように、健康日本21の第３次が描く未来の生活では、食生活、運動環境、精神的な健康のすべてがバランスよく整えられ、私たちの健康がよりよい方向に向かうことが期待されます。

健康は究極のステータス

未来の自分が病気になっているかもしれない、なんてことは誰も想像したくないし、目を背けたいのは当然の心理です。だからこそ、そういった視点ではなく「健康な人ってかっこいいし、美しい」といった健康のステータス化が重要だと考えています。

現状の日本社会では、表面的な価値がどうしても重視されがちです。例えば、男性で言えばお金持ちであったり、女性で言えば見た目の美しさだったりです。

しかし、同時にお金や美しさの土台には健康あってこそだということに気づくべきです。そのためには、メディアの力がとても大切です。もちろんお金や美容などの表面的な価値のほうが興味を持たれやすいということはわかりますが、そのパラダイムを変えていかない限りは健康観は変化していきません。

健康な人は自己管理ができていて、モテるし、結果的に経済的でもあるという本質的な価値を広げていくメディア戦略をつくっていくためには、やはり若者に正しくプロモーションをしていく必要があります。

現状では、〝健康〟という言葉は、おじさんやおばさんになってから考えるものという印象があります。健康をいかにファッショナブルなハッシュタグに変換できるかがこれからの課題です。私の最終目標は、渋谷の女子高生が健康の話で盛り上がる世界です。

健康は、意識が高い人だけが取り組むようでは社会は変わっていきません。社会全体を底上げするポピュレーションアプローチをその人の視点になって現実的に戦略を考えていくことが必要なのです。

3　地域で創る未病

健康増進法が目指す地域の健康

健康増進法の基本方針は、国民の健康を促進し、健康格差の解消を図ることです。この法律は、個々の人々の健康を支えるだけでなく、地域社会や全国の健康状態を改善するためにさまざまな施策を提案しています。

具体的には、喫煙や飲酒、不健康な食生活や運動不足といった生活習慣病のリスク要因に対する啓発活動や教育プログラムを展開しています。また、定期的な健康診断や健康アセスメントを通じて、早期の健康問題を発見し対策を促進します。例えば、生活習慣病の早期発見や予防のための健康診断プログラムがあります。

また、地域の健康支援体制の充実も健康増進法の基本方針の一環です。地域における保健医療機関や福祉施設の連携強化や、健康づくりに関する情報発信が含まれます。地域住民が自らの健康に関心を持ち、地域全体で健康を支える仕組みづくりが重要です。

例えば、地域の健康イベントや教育講座の開催、地域の医療機関と福祉施設の連携強化などが挙げられます。

健康増進法は、個々の人々だけでなく、地域社会全体の健康を考慮しています。地域ごとの健康課題やニーズに応じた支援を提供し、健康格差の解消に向けた取り組みを推進しています。そのためには、政府や自治体、地域の住民が連携して、健康づくりに取り組むことが重要です。

地域で広がる健康格差

地域での健康格差は、地域ごとに健康状態や生活習慣が異なることによって生じる現象です。この健康格差は、経済的な要因や社会的な環境、文化的な背景など、さまざまな要因によって影響を受けます。例えば、都市部と地方の間での格差や、社会的弱者や高齢者の居住地域における健康格差が顕著です。

都市部と地方の間では、アクセス可能な医療や健康サービスの差、健康意識の違い、生活環境の違いなどが健康格差に影響を与えています。

都市部では健康施設や専門医の診療所が豊富であり、健康に関する情報やサービスにアクセスしやすい一方、地方では医療機関の不足や遠隔地へのアクセスの難しさが健康格差を拡大させる要因となっています。

さらに、社会的弱者や高齢者の居住地域における健康格差も深刻です。経済的な問題や社会的孤立、健康への意識の低さなどが、これらの人々の健康状態に影響を与えています。例えば、低所得者や高齢者が多く住む地域では、健康リテラシーや健康に関するサポート体制が不十分な場合があり、健康格差が広がる傾向があります。

健康格差を解消するためには、地域ごとの健康状態や生活習慣の調査や分析が重要です。さらに、地域住民の健康意識の向上や、医療や健康サービスの提供の充実、地域コミュニティーの支援体制の強化などが必要です。地域全体での取り組みが必要であり、政府や自治体、地域住民が協力して健康格差の解消に取り組むことが重要です。

ソーシャルキャピタルの重要性

ソーシャルキャピタルは、地域における健康づくりに重要な役割を果たします。地域の住民が互いに信頼し、協力し合うことで、健康促進活動や疾病予防の取り組みがより効果的に行われます。

まず、地域のコミュニティーや人々の絆が強い場合、健康情報やリソースの共有が促進されます。例えば、健康に関するイベントやセミナーが地域で開催され、地域住民が情報を共有し、健康に関する意識を高めることができます。また、地域のリーダーやボランティアグループが活動し、地域全体で健康に関するプログラムや施策を推進することができます。

さらに、地域のソーシャルキャピタルが高い場合、健康への取り組みが持続的に行われやすくなります。地域の人々が協力し合い、地域全体の健康課題に取り組むことで、長期的な健康づくりが実現されます。

例えば、地域のスポーツチームや健康促進団体が定期的に活動を行い、地域住民が健康的な生活習慣を維持する支援を提供することができるでしょう。

地域のソーシャルキャピタルが高い場合、健康づくりに関する施策やプログラムの受け入れや参加率も高くなります。地域の住民が互いに信頼し、支え合う関係があるため、健康づくりに関する取り組みに積極的に参加することができます。これにより、地域全体の健康水準の向上や健康格差の縮小が期待されます。

地域の健康づくりにおいては、地域のソーシャルキャピタルを育成し、地域の人々が連帯感や協力関係を築くことが重要です。地域住民や地域組織、地方自治体などが協力して、地域全体の健康を支える仕組みづくりを行うことで、持続可能な健康社会の実現に向けて前進することができるのです。

地域における政策の現状

まず地域における住民の健康増進政策の実態ですが、残念ながら不十分と言わざるを得ません。正直にお伝えすると不十分どころか、きちんと戦略立案できている自治体はまだほとんどないと言えるでしょう。

私は実際にこれまでにさまざまな地方自治体の健康増進課の担当者と議論を重ねてきました。そのなかで感じるのは自治体によって本気度が全く違うという点です。本気度とは、どれだけ具体的な戦略を考えきれているかという点です。戦略を立てるために一番重要なのはゴール設定です。

しかし、残念ながらこのゴール設定が非常に抽象的であり、またあまりにも遠く、難易度の高いゴール設定であることが多いのです。例えるなら、道具もない登山初心者がエベレスト登頂を目指していると豪語しているようなもので、絵空事のようなゴール設定です。

エベレスト登頂を目指すためには、当然道具を揃えて、標高の低い山から練習をし、経験を重ねて、その経験をもとにプランを立てて実行するはずです。こういったプロセスが必要であることを理解する必要があります。

またその戦略立案にはマーケティングの知識や、ヘルスプロモーションの基本的な考え方が重要になります。例えば、住民へイベントや制度の告知をしても、そもそもその情報が届いていないと意味がありません。特に健康無関心層に健康情報を届けるのは至難の業です。そのためにどんなプロモーションが必要になるのかを知る必要があります。

そういった意味では、地方公務員だけでその戦略立案をするのは限界があり、民間からの支援が必須になるでしょう。官民が一体となって戦略的な政策立案をしていくことがますます求められていきます。

予算獲得はゴール設定が鍵

施策を具体的に実行していくためには、一定の予算が必要になります。しかしながら、地方自治体においては健康増進施策のための予算がまだ十分に用意されていないのが現状です。

健康増進の最終目的である健康寿命の延伸を達成していくためには少なくとも10年以上の長期的な取り組みが必要で、すぐに結果を示しにくい難しさがあります。そこで短期的に細かくゴール設定をして、毎年確実に達成していくという戦略が重要です。つまり、期待値をきちんと調整することです。最初から期待値が高すぎるとすぐに挫折し、予算獲得がさらに厳しい状況に追い込まれてしまいます。

これまでさまざまな自治体にヒアリングをしていると健康増進の施策は、重要だが緊急性が低い領域なので予算が回ってこず、プライオリティが低くなりがちだという声をよくいただきます。しかし、中長期で考えると病気になる人を減らすことが最も経済合理性が高い施策になることは明らかです。この点を根拠を持って提示できるかも予算獲得のポイントです。

また官民連携においても予算がないと、企業と中長期で連携していくことが困難です。その点も考慮すると、ただ補助金頼りの予算獲得だけではなく、地域内できちんと健康づくりのエコシステムを形成していくことが重要になるでしょう。自治体、企業、住民の三方よしの新たな健康増進戦略が必要になります。

まずは住民の生活習慣を分析せよ

健康増進施策として一番よくある失敗事例を紹介します。

とある自治体は、生活習慣病の予防のために一番イメージしやすい運動習慣に注目して、外部から講師を呼んで運動教室を開催することにしました。市のホームページや広報誌への掲載でイベントの告知を行い、その結果集まったのは、すでになにかしらの病気を抱えた高齢者が10名程度。終了後のアンケートの結果はまずまずの満足度で、それで終わりと言ったところです。

さて、この事例において何が問題でどのように改善していけばいいのでしょうか？

まず第1にターゲットの設計が曖昧という点です。その施策は具体的に〝誰〟を〝どんな結果〟に導きたいのかを明確化することです。誰というのは、具体的にどの行動変容ステージで、どんなライフスタイルの人なのかということです。

これまでお伝えしてきた通り、各行動変容ステージによって伝え方や言葉の選び方が変わります。無関心期であれば肝に銘じる言葉（恐怖訴求）が必要ですし、関心期であれば腹に落ちる言葉（情報支援）が必要です。その狙いに合わせたキャッチコピーを、狙ったステージにピンポイントで訴求していくのです。

またライフスタイルも考慮しないといけません。例えば、若者を狙うのであればまず告知媒体をきちんと選択する必要がありますし、またオンラインでも開催することが必須になります。このようにターゲットをまず明確化し、そこから逆算して内容を設計していく必要があるのです。

そして、それを行うための大前提として住民の生活習慣に関するデータを集めていくことが肝心です。そもそも住民の行動変容ステージの分布はどういった割合なのか。生活習慣の中でも、食、運動、睡眠、ストレス、マインドのどこがボトルネックになっているのか。普段どのように情報収集をして、どんな媒体で告知を行っていくのがベストなのかといった具合です。これらのデータは健康診断の結果だけでは見えてきません。未病段階における生活習慣の課題を抽出して分析する必要があるのです。

そして、最後にきちんと前後比較をして評価する仕組みも重要です。満足度アンケートだけではただのイベントで終わってしまい、全く意味のないものになってしまいます。その施策のアウトカムはなにか？　またそれによってどのような成果が得られたのかをきちんと数値化していくことが欠かせません。

健康無関心層に本気で向き合う

健康に無関心な人が自然と健康になれる環境づくりという目標は、まさにエベレスト級に難易度の高い課題の１つです。中長期のゴールとしては結構ですが、最初から安易にこれを目標にすべきではありません。まだ具体的な方法は誰も見出せていませんし、私個人としてはこれについて再現性のあるメソッドを開発できればノーベル賞に値すると考えています。それくらい難しいことだということをまずは認識することが大切です。

しかしだからこそ、この難題に対して本気で向き合う覚悟が必要です。諦めるのではなく、戦略を徹底的に考え抜く姿勢が欠かせません。官民が二人三脚で、同じ視座で向き合っていく必要があるのです。

健康に関心を持ってもらうことは、未来の命を救うことです。それだけ重要で、尊い活動であることを忘れず地道にコツコツと積み上げていった先にようやく達成するのだと思うのです。健康づくりを甘くみてはいけないし、それ相応の覚悟を持って、泥臭く時間をかけて進めていきましょう。

健康無関心を動かすFeel Health®プロジェクト

弊社は、茨城県かすみがうら市と官民連携の取り組みとして〝Feel Healthプロジェクト〟を実施してきました。Feel Healthプロジェクトは、健康無関心層に対して「健康を感じる」という感情を起点に行動変容を促し、WELL BE CHECKの実施に繋げることを目的にしたプロジェクトです。

このプロジェクトの着想は、人は感動したときに健康を考えるのではないかという仮説に基づいています。例えば、パートナーが病気で余命宣告をされたラブストーリー映画をみた後は、自然と自分に置き換えて大切な人を思い浮かべるはずです。家族や仲間との笑い合っている写真をみたときには、その幸せを客観的に認識し、守っていきたいと感じるはずです。そういった感情を起点に人は初めて健康の価値を認識できるのではないかと考えています。

ヘルスケアにおいては、知る・わかる・行動する・継続するの4つのプロセスが必要だとお伝えしましたが、〝知る〟の前に〝感動する〟が必要なのではないかということです。

このプロジェクトでは、住民へ取り組みをはじめる前に、まずは市の職員向けに実証実験をはじめました。職場でどんな業務をしているのか、どんな思いを持って働いているのか、また個人としてどんな価値観を持っているのかを写真とインタビューで記事を作成し、特設サイトを立ち上げて掲載しました。

この特設サイトを職員全体に告知してもらい、記事の中で1人ひとりの想いに触れることで健康の価値を認識してもらいました。そして健康増進課のみなさんの努力もあって、WELL BE CHECK の実施率を引き上げることができたのです。

WELL BE CHECK の統計レポートを作成することで、まずは市の職員の中の行動変容ステージの分布や部署別の生活習慣の課題を抽出することができました。そして、その結果を元に適切な改善策を戦略的に策定していくことが可能になりました。2024年4月の現在は、次年度に住民への WELL BE CHECK 実施を目指して現在も取り組みを続けております。

健康無関心を動かす Feel Health®プロジェクト

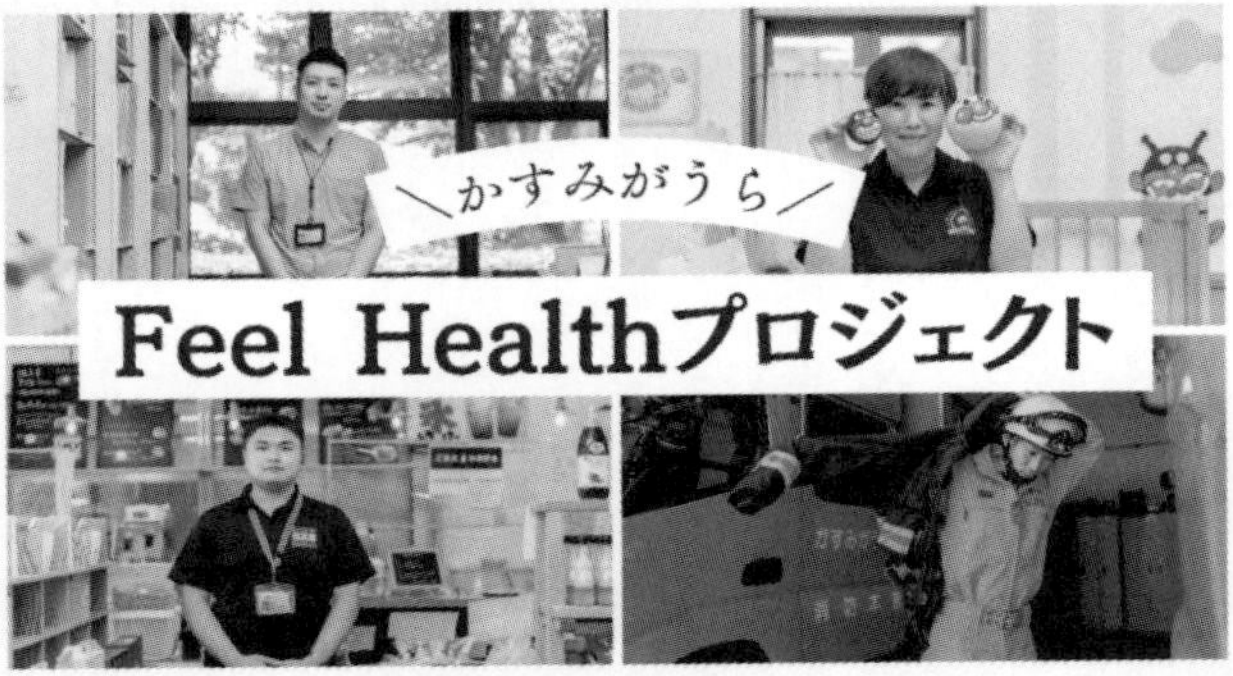

茨城県かすみがうら市と官民連携の取り組みとして”Feel Healthプロジェクト”を実施してきました。健康無関心層に対して「健康を感じる」という感情を起点に行動変容を促し、WELL BE CHECKの実施に繋げることを目的にしたプロジェクトです。

初年度は、市の職員の方々が職場でどんな業務をしているのか、どんな思いを持って働いているのか、また個人としてどんな価値観を持っているのかを写真とインタビューで記事を作成し、特設サイトを立ち上げて掲載しました。

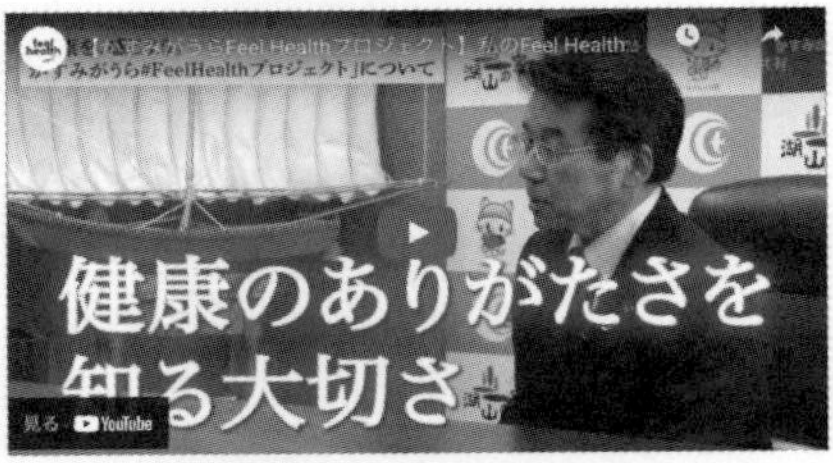

茨城県かすみがうら市 宮嶋謙 市長 インタビュー

4　健康経営と未病

健康経営とは

健康経営は、企業が従業員の健康づくりを「コスト」ではなく「投資」として捉え、人的資本投資の一環として推進する経営手法です。経済産業省が主体となり推進しており、日本再興戦略、未来投資戦略に位置づけられた「国民の健康寿命の延伸」に関する取り組みの1つです。

従業員の健康保持・増進に取り組むことは、従業員の活力向上や生産性の向上等の組織の活性化をもたらし、結果的に業績向上や組織としての価値向上へ繋がることが期待されています。実際に健康経営に対する投資1ドルに対するリターンが3ドルになるとの調査結果もあります。

健康経営には、対外的にもメリットがたくさんあります。例えば、健康経営度調査スコア上位の企業ほど高い株価リターンが見込める傾向があったり、健康経営が採用におけるPR材料になったり、金融機関や株主からの信用や評価にプラスになったりなどです。一見、目に見えにくいソフト面にはなりますが、これをきちんと目に見えるように顕彰制度の整備も行われています。

2014年度から上場企業を対象に「健康経営銘柄」を選定しました。また2016年度からは「健康経営優良法人認定制度」を推進し、大規模法人部門の上位層には「ホワイト500」、中小規模法人部門の上位層には「ブライト500」の冠を付加しています。健康経営優良法人認定制度では、令和3年度において約1万5000社にのぼり、年々申請数が増加しているのです。

2014年度に健康経営度調査が開始されて以降、コラボヘルス、働き方改革関連法の施行といった企業従業員への健康維持・増進に関連する施策が増加していきました。2020年度には従業員を無形資産と捉えた健康投資管理会計ガイドラインを公表、近年の人的資本経営に通ずる考え方を健康という切り口から先導してきました。

プレゼンティズムとアブセンティズム

健康経営におけるプレゼンティズムとアブセンティズムは、従業員の健康と生産性に密接に関連しています。プレゼンティズムは、出社しているものの、何らかの健康問題によって業務効率が落ちている状況を指します。

一方、アブセンティズムは、心身の不調により、遅刻や早退、就労が困難な欠勤や休職など、業務自体が行えない状態を指します。

アブセンティズムは体調不良によって欠勤している状態なのでわかりやすいですが、プレゼンティズムは出勤はできている状態なので見落としやすく、より注意が必要です。

プレゼンティズムの原因としては、体の不調と心の不調の両面を考える必要があります。体の不調としては腰痛や肩こり、慢性的な疲れや頭痛、花粉症や目の疲れ、生理痛など多岐に渡ります。心の不調としては、不眠や不安、ＰＭＳの問題などがあります。

またプレゼンティズムは、生産性の低下によって目に見えない企業の損失があり、その損失額をアンケートによって計算することができます。測定方法にはいくつかありますが、代表的なものとして、「東大1項目版」があります。

「東大1項目版」は、プレゼンティーズムの意味をそのまま反映した1つの質問に回答してもらいます。「病気やけががないときに発揮できる仕事の出来を１００％として、過去4週間の自身の仕事を評価してください」というもので、例えば回答が「70％」であれば、プレゼンティズムは70％ということになります。

さらに、次の算定式によって損失額を算出できます。

プレゼンティーズム損失割合＝１００％ － プレゼンティズム

労働生産性損失額＝プレゼンティズム損失割合×賃金

例えば、プレゼンティズムが70％のケースでは、プレゼンティーズム損失割合が30％となりますので、ある従業員の賃金の月額が30万円だとしたら、次のようになります。

労働生産性損失額（月額）＝30万円×30％＝9万円

非常に単純な計算式になりますが、アンケート結果によって損失額を計算することができるのです。弊社でもWELL BE CHECKをベースにアンケート調査をした結果、とある上場企業においてはプレゼンティズムは76％となり、相応の損失があることが明らかになりました。このように具体的なコストとして数字を提示することは、健康経営の必要性を訴える上で重要な指標になります。

健康経営の課題

経済産業省が顕彰制度を整備してきたことで、健康経営優良法人の認定企業は増えてきましたが、日本社会全体で見ると、まだまだ健康経営の考え方は浸透していません。上場企業などの大企業においては、比較的浸透してきたように思いますが、中小企業においては、まだまだ従業員の健康の優先度は低いのが現状です。現実的に中小企業には予算や人的リソースが少なく、まだそこに注力する余力がありません。日本の企業の99％は中小企業なので、この部分を支援するための補助金や助成金などの制度設計など、行政からの支援がまだまだ必要です。

特に深刻なのは従業員が50人未満の零細企業です。例えば、定期健康診断においては、小さな会社でも毎年１回実施する必要がありますが、従業員が50人に満たなければ報告する必要がありません。また50人未満の企業では、ストレスチェックや産業医の設置も義務化されていないので、従業員の健康は放置されてしまっているのが現実です。

一方で健康経営顕彰制度の認定企業にも問題があります。私自身、実際に認定されているいくつかの上場企業の従業員に話を聞いたことがありますが、認証されていても従業員がその恩恵を全く感じていないことがあるのです。つまり、認定を得るための要件は満たしていますが、実態が伴っておらず、ただ要件を満たすためだけの、なんちゃって健康経営になっていることがあるのです。

この原因は、健康経営の本来の目的のためではなく、ステークホルダーや採用向けのＰＲを目的として取り組んでしまっている点にあります。もちろんそれらも重要な視点ではありますが、本来の健康経営は、従業員の健康づくりを「コスト」ではなく「投資」として捉え、人的資本投資の一環として推進する経営手法です。ステークホルダーのためではなく、従業員のための健康経営であることを常に忘れず戦略的に取り組むことが重要です。

ストレスチェックと産業医の形骸化

従業員が50人以上の企業で義務づけられているストレスチェックや、産業医の設置についてもいくつか問題があります。まず、ストレスチェックにおいては実施すること自体が目的になってしまっていて、ストレスチェックの結果から具体的な対策までの落とし込みがほとんどありません。また、従業員視点からすると、回答次第では自身の人事評価に影響が出るのではないかと懸念し、本音を回答しないといった声もよく聞きます。

この状態では企業からすると、ストレスチェックは実施しているから対策済みであるというアリバイをつくる逆効果になりかねません。ストレスチェックを実施することの意義をきちんと考えることと、その後の対策までのアクションプランをきちんとつくっておくことが重要です。

産業医の設置においては、相談窓口はあっても実際に相談にいく従業員はほとんどいないという実態があります。相談にいくと、その噂が社内に広がって余計な心配をかけてしまうといった声や、弱い人間だと思われてしまうのが怖いという声をよく聞きます。そもそも相談に行けるような雰囲気ではないということです。

また、産業医に相談にいくことは自分自身が何かの病気かもしれないと認識することが必要であって、それを自己認識できないと相談に行こうとそもそも思わないのです。さらに、実際に相談にいったところで、本質的な解決に繋がらないことも多く、意味がなかったという声もよく聞きます。これまでお伝えしてきた通り、医療の目的は病気を治療することなので、未病の段階ではサポートが難しいといった課題もあるのです。

つまり、ストレスチェックや産業医の設置には制度設計自体に大きな問題があり、実際にはほとんど機能していないのが実態なのです。医療の枠組みだけではなく、未病の段階で気づき、具体的な対策に繋げられるかの新たな制度設計がこれからの健康経営に必要です。

未病段階から不調を見抜くこと

ほとんどの企業において従業員の健康問題で筆頭に上がるのが、メンタルヘルスです。平均的には従業員が30人程度になれば1人くらいメンタルヘルスの問題が表面化してきます。一度、うつ病と診断されてしまうと休職せざるを得ない状況になるので、本人にとっても、企業にとっても厳しい状況になります。さらにうつ病は一度改善しても再発のリスクが高く、結局退職に至ってしまうケースが少なくありません。一度うつ病に陥ってしまうと日本の社会では再就職が難しく、社会的に厳しい状況に陥ってしまいます。

また人材不足の中で、即戦力の人材が退職することは企業にとって大きな損失です。特に中間管理職の重要なポジションにいる人がメンタルヘルスの問題を抱えると、経営において大きな打撃となります。従業員数が少ない中小企業では、従業員1人あたりの業務負担が大きいため、従業員の健康状態は業務運営に直結します。つまり、従業員数が少ない企業ほど健康経営の必要性が高まるのです。

病気の初期段階での対策も重要ですが、このように病気になってからではすでに手遅れになっているケースも少なくありません。病気になる前の未病段階からリスクの高い従業員に気づき、具体的な対策をしていくことがこれからの健康経営に重要になります。未病と健康経営を繋げて考えていくことが必要です。

まずトップが宣言をすること

健康経営を推進していく上で、まず重要なのは経営者やトップ層が積極的にその実施を宣言することです。また経営者が健康経営の重要性を認識し、その重要性を組織全体に示すことで、従業員が一丸となって取り組む動機づけや方向性を示すことに繋がります。

経営者が健康経営の実施を宣言する際には、その理念や目的を明確に伝えることが重要です。例えば、経営者が健康経営の重要性を強調し、従業員の健康増進を通じて組織の生産性や競争力を向上させることを目指すというビジョンを示すことが挙げられます。また、経営者自身が健康経営に積極的に関与し、その姿勢を示すことも重要です。健康管理やストレス対策に積極的に参加し、従業員にとってのモデルとなることで、健康経営の意識を高めることができるのです。

さらに、健康経営を推進するための具体的な取り組みや方針を明確に示すことも重要です。例えば、健康診断の実施や健康教育の強化、働き方改革の推進など、経営者やトップ層が具体的な施策を示すことで、組織全体が一体となって健康経営を推進する方向性が明確になります。

トップからの健康経営宣言は、組織の文化や風土を変革し、従業員の健康意識を高めるための最も重要なステップとなります。経営者のリーダーシップによって、健康経営が組織全体に浸透し、持続的な成果をもたらすことが期待されます。

ポピュレーションアプローチとハイリスクアプローチ

健康経営におけるアプローチには、ポピュレーションアプローチとハイリスクアプローチの2つがあります。ポピュレーションアプローチは、社内全体の従業員の健康を底上げするために、広範な範囲に注目し取り組みを行うアプローチです。一方、ハイリスクアプローチは、特定のリスクを抱える従業員個人に焦点を当てて、個別的に改善を促すアプローチです。

弊社では、あるIT企業においてWELL BE CHECKを従業員に実施し、実証検証を行いました。実証レポートを作成し分析した結果、社内全体として睡眠に関する課題が多く見つかりました。そこでポピュレーションアプローチとしては、睡眠セミナーをオンラインで開催し、正しい睡眠の取り方について健康教育を行いました。さらにハイリスクアプローチとして、WELL BE CHECKの結果が特に悪かった10名を抽出し、個別に栄養カウンセリングやメンタルコーチングを行いました。

結果的には、ポピュレーションアプローチによって社内で健康に関する話題やコミュニケーションが広がり、健康習慣を意識する雰囲気ができてきたといった声をいただきました。また、ハイリスクアプローチでは個別対応を行った10名中8名が有意に行動変容ステージが引き上がり、具体的な改善に繋がったことで離職防止に繋がったとの声をいただきました。

このようにポピュレーションアプローチとハイリスクアプローチは、企業の健康経営において相補的な役割を果たし、組み合わせることで、企業全体の健康経営をより効果的に推進することができるのです。そして、そのためには現状をきちんと数値で分析し、スクリーニングすることが必要で、戦略的にアクションプランを策定していくことが重要になります。

健康無関心に切り込む鍵となる

健康経営の推進は、経済産業省だけでなく厚生労働省も注目し、一体となって推進を進めています。実際に厚生労働省が策定する「健康日本21」の中でも、健康経営のさらなる推進は新たな目標の1つとされています。

健康経営は、健康無関心層へのアプローチにおける重要なタッチポイントになります。個人への直接的な健康への介入は難しい場合がありますが、企業を通じた健康経営の取り組みは、健康無関心層への介入を促進する有効な手段となります。企業を通じて啓発を行うことで、業務命令として半強制的に取り組んでもらうことが可能になります。無関心層には、一定の恐怖訴求が必要になるのでやや強引ではありますが健康経営を推し進めていくことは、健康無関心に切り込む鍵となるのです。

さらに健康経営を普及させていくためには、従業員数が50人超の事業所にストレス

WELL BE CHECKレポートで
健康経営の課題を数値化

【部署別の平均値比較表】

リスクが1番目に高い
リスクが2番目に高い
リスクが3番目に高い

	各種平均値	採用・労務	営業1課	営業2課	総務	企画	保証	事務	開発	人事	その他※	全国平均	
【WELL BE CHECK集計】	年齢	40.9	35.0	42.7	27.7	41.8	36.9	46.1	35.1	38.5	43.1	40.6	
	トータルスコア	3.07	2.99	3.11	3.12	3.09	3.14	3.12	3.12	3.00	2.97	3.0	
	BMI	23.4	22.2	23.2	22.2	24.5	24.1	22.7	23.8	23.0	24.5	22.2	
	栄養充足スコア（栄養意識レベル）	55.9	62.2	58.1	60.8	53.2	61.4	60.9	63.3	61.0	64.8	67.7	
	炎症体質スコア	67.4	64.0	74.6	82.3	86.0	65.3	65.9	71.6	75.1	68.0	56.5	
	腸内炎症スコア	47.0	45.4	43.4	46.0	50.1	44.6	41.5	41.4	43.5	40.3	36.6	
	消化力スコア	45.4	41.0	42.2	42.2	47.8	40.3	43.8	38.7	41.2	35.2	34.4	
	メンタルスコア	87.0	77.6	83.0	82.5	84.5	65.4	64.4	58.9	72.5	62.9	57.9	
	脳疲労スコア	112.3	81.3	83.9	82.7	90.5	94.2	76.7	71.8	84.2	74.9	73.5	
	睡眠スコア	84.7	73.3	88.8	90.2	87.3	77.9	75.5	79.0	80.3	70.8	61.5	
	悩みやすい、落ち込みやすい傾向の人数	7	6	7	5	5	5	2	9	19	5	-	
	社内コミュニケーション不活性傾向の人数	1	2	0	1	2	1	2	2	2	0	-	
	突然の疾病リスク発症傾向の人数	1	1	3	0	1	0	2	3	5	1	-	
	休職予備軍傾向の人数	2	1	3	3	3	1	1	2	8	2	-	
	パフォーマンスの高い傾向の人数	0	0	0	0	0	0	0	1	0	0	-	
【アンケート】	プレゼンティーズム	70.0	76.4	67.5	60.8	76.3	83.9	72.5	82.1	75.5	81.3	76.2	←社内平均
	生理不順	1	0	2	1	0	0	0	4	1	1	-	
	むくみ・冷え	1	5	4	2	1	2	5	7	13	6	-	
	人間関係・孤独感	3	1	2	0	1	1	0	3	3	0	-	
	口腔ケア	1	2	2	0	2	3	3	4	8	4	-	
	肌の健康	3	4	6	2	4	4	8	8	22	5	-	
	食習慣の偏り	1	1	0	2	1	1	2	6	3	2	-	
	運動不足	5	5	7	5	4	7	7	16	26	9	-	
	ダイエット・体重管理	4	4	6	2	3	3	5	14	24	9	-	
	睡眠不足・質の低下	4	2	3	3	5	4	5	8	18	3	-	
	慢性的な疲労感	4	2	6	3	2	3	6	5	23	5	-	
	ストレスやメンタル	6	5	8	8	7	5	4	15	26	6	-	
	その他	0	1	1	0	0	1	0	1	4	0	-	
	特になし	0	0	0	0	0	0	0	1	0	0	-	
	部署別人数	7	7	10	6	8	9	10	25	39	12	133	

部署別や年代、性別での比較レポートを簡単に作成が可能

「WELL BE CHECK」を従業員に実施することで、部署別や年代、性別などのグループごとに比較レポートを簡単に作成でき、健康経営を推進するための活用が可能です。

①グループ別の健康状態の把握

部署別や年代、性別などのカテゴリーごとに従業員の健康状態を把握できます。これにより、特定のグループで健康課題や傾向が明らかになり、重点的な健康支援策を立てることができます。

②ニーズに合わせた施策の展開

現状の健康状態やウェルビーイングの課題を把握した上で、部署や年代、性別ごとに健康支援やプログラムをカスタマイズできます。例えば、特定の年代層でのストレス管理や健康食の啓発など、ニーズに応じた施策が展開できます。

③成果の評価と改善策の実施

定期的なWELL BE CHECKによりデータを蓄積し、部署やカテゴリーごとのトレンドや変化を把握できます。これにより、健康経営の効果を定量化し、必要な場合は改善策を実施するための指標として活用できます。WELL BE CHECKを通じて収集されたデータを分析し、従業員の健康を支援するための戦略的なアプローチを打つことが、健康経営を推進する上で有益な手段となります。

チェックや産業医の設置が義務づけられているように健康経営に取り組むインセンティブ強化とともに、取り組まないときのペナルティも含めてこれからの政策を期待します。

5　チーム未病で共創する未病革命

競争から共創へ

弊社の理念は、〝未病産業の創出を通じて、すべての人へ健康を考えるきっかけを提供する〟ということです。未病の段階においては、健康の必要性について気づいていない人が多く、ニーズが顕在化していないことが多いです。ニーズがないところに産業は生まれません。そこでこの潜在したニーズを引き出し、認識してもらうプロセスが欠かせないのです。

どうすれば健康の価値に気づけるのか？　まず健康は目に見えないから難しいのです。健康診断や人間ドックもありますが、それは病気の早期発見を目指すものであって、健康を数値化するものではありません。だからこそ、未病を数値化するシステムが新たに必要になってくるのです。そして、数値化したデータをもとに適切な専門家へとブリッジしていくシステムが必要です。

このようにヘルスケアには幅広い専門性と、データの共有が不可欠になるのです。それは1人のプレイヤーでは実現することはできません。

つまり、競争関係ではなく、共創関係が未病産業を創出していくためには不可欠なのです。

未病栄養コンサルタント®でつくるチーム未病

正しい共創関係をつくるためには、熱い理念と正しい知識と伝えるための技術、そしてコミュニティーが必要です。

弊社では創業以来、未病のプロ人材の養成を行ってきました。それが、〝未病栄養コンサルタント実践養成講座〟です。未病栄養コンサルタントは、分子栄養学をベースとしてカラダとココロの仕組みを理解し、未病の段階で健康を見直すきっかけを提供できる未病の専門資格です。

2021年9月からスタートし、2024年4月時点で230名ほどのさまざまな専門家（管理栄養士、看護師、薬剤師、理学療法士、医師、歯科医師、エステティシャン、ヨガインストラクター、メンタルコーチ、パーソナルトレーナーなど）が世界中から受講、認定されています。

講座では、まず細胞の仕組みを理解するための分子生物学と、栄養素1つひとつの生理作用を理解する分子栄養学を基礎編として体系的に教えています。分子栄養学をきちんと勉強すると、なぜその栄養素が必要なのかをメカニズムから説得力を持って説明できるようになります。多くの受講者が分子栄養学を勉強して、知識と経験が結びついたと感動されます。特に医療従事者は学ぶ価値が非常に高いと思います。

そして、学んだ知識をきちんとアウトプットできるように実践編でWELL BE CHECKを活用したカウンセリング法を学びます。WELL BE CHECKのデータを分析することで、対象者の栄養状態だけではなく、睡眠習慣、ストレス習慣、性格やライフスタイル、そして心の状態まで考察することが可能になります。

生活習慣というのは、まさに人生そのものであるということが実感できるはずです。対象者の人生の背景をイメージしながら、根っこにある本質的な健康課題を見つけていくことができるのです。

そして、受講者および認定者が1つのコミュニティーとなっており、このコミュニティーの中で交流会や勉強会を開催したり、またさまざまなプロジェクトの立ち上げをしています。ここにはたくさんの専門家がいるので、自分の専門外の知識をお互いに教えあったり、業務提携したりしながら、未病産業を共創しています。

健康を見直すきっかけを提供する「未病栄養コンサルタント®」

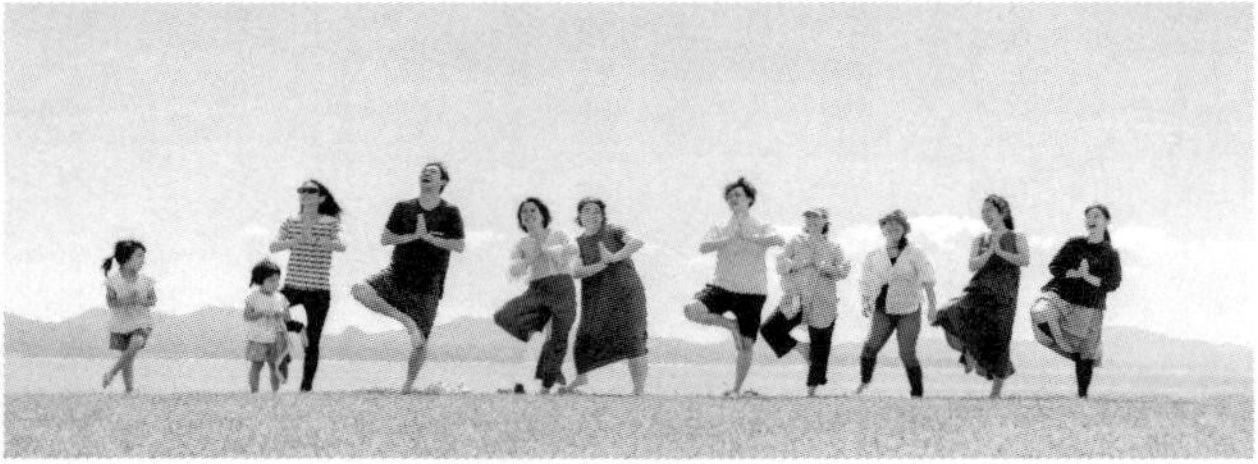

未病栄養コンサルタントは、分子栄養学をベースとしてカラダとココロの仕組みを理解し、未病の段階で健康を見直すきっかけを提供できる未病の専門資格です。2021年9月からスタートし、2024年4月時点で230名ほどの様々な専門家（管理栄養士、看護師、薬剤師、理学療法士、医師、歯科医師、エステティシャン、ヨガインストラクター、メンタルコーチ、パーソナルトレーナーなど）が世界中から受講、認定されています。

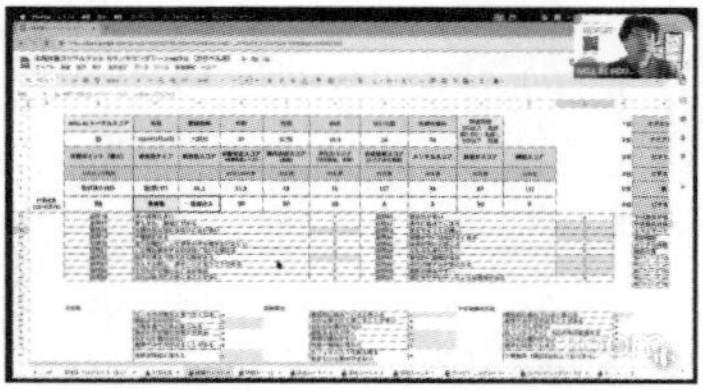

WELL BE CHECKのデータを読み解き、生活習慣を分析

裏側のチェック結果を読み解くことで、原因の本質となる習慣を考察し、カウンセリングする技術を学びます。

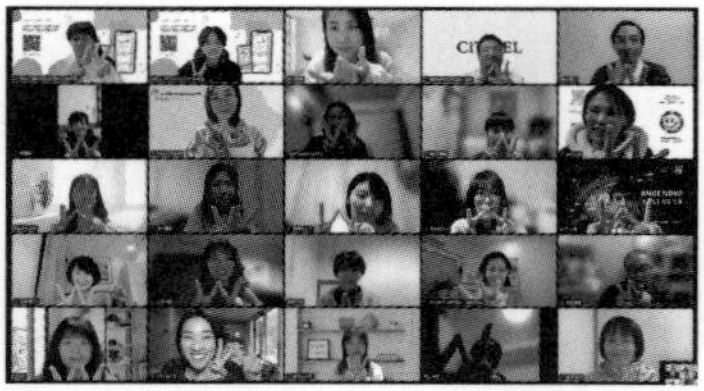

チーム未病として専門家の横の繋がりを作っていく

専門家の横軸を繋げていくことで新たな仕組みが生まれたり、事業創出に繋がったり、未病産業が生まれていきます。

オールインワンで健康づくりが学べる「健康第1学校®」

未病栄養コンサルタント受講者のチーム未病から生まれたプロジェクトの1つが、「健康第1学校」というオンラインサロンです。残念ながら、現状の日本の義務教育において健康教育のカリキュラムがないことは第1章でお伝えした通りです。もちろん文部科学省に働きかけて教育カリキュラムの改訂に取り組んでもらうことは第1ではありますが、それでは時間がまだまだかかってしまいそうなので、自分たちで学校をつくろうとなったわけです。学校といっても実際に校舎を建てるわけではなく、メタバース上の仮想空間で校舎をつくり、オンラインで世界中からアクセスできる環境をつくっています。

健康第1学校では、未病栄養コンサルタントの資格認定された専門家チームが先生となって毎月コンテンツを配信します。先生にはそれぞれ部屋という形でオンライン上にページを付与しており、そのなかで先生ごとにブログや音声配信、オンライン勉強会などを開催し、生徒の学びたいを叶えています。

また健康といっても領域が広いので、カテゴリー（栄養学、ダイエット、睡眠ストレス、女性の健康）にわけて自分の興味のあるカテゴリーを選択して学び始めることが可能です。

２０２４年４月現在は生徒数が１２０名ほどで、30代から50代の女性が多く、健康について気になり始めたけど知識が少ないという方（関心期〜準備期）が中心です。低価格で

オールインワンで健康づくりが学べる「健康第１学校®」

未病栄養コンサルタントの先生チーム

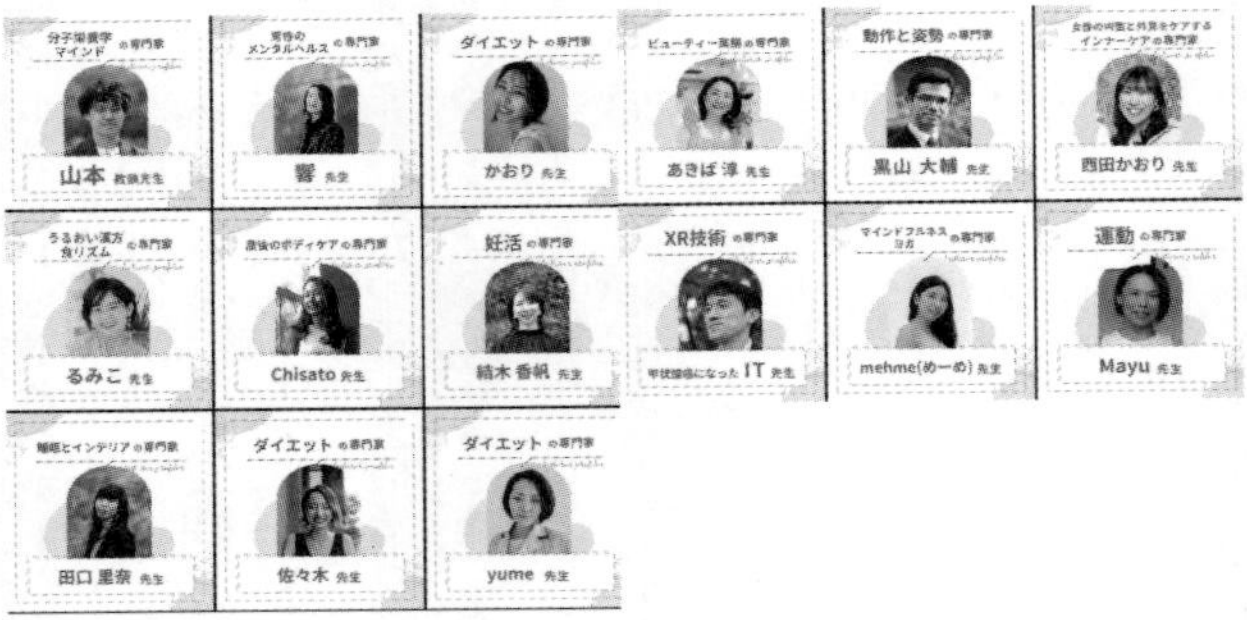

健康第１学校では、未病栄養コンサルタントの資格認定された専門家チームが先生となって毎月コンテンツを配信します。先生にはそれぞれ部屋という形でオンライン上にページを付与しており、そのなかで先生ごとにブログや音声配信、オンライン勉強会などを開催し、生徒の学びたいを叶えています。

また健康といっても領域が広いので、カテゴリー（栄養学、ダイエット、睡眠ストレス、女性の健康）にわけて自分の興味のあるカテゴリーを選択して学び始めることが可能です。

＼詳しくは公式インスタから／

KENKODAIICHI_OFFICIAL

気軽に学び始めることができ、先生にもLINEで相談したりできるので好評をいただいています。またWELL BE CHECKを実施すると自身の健康課題を数字で理解できるので、自分の課題について具体的に相談できるのも大きな特徴です。テレビやネットではたくさんの健康法が発信されていますが、自分に合った方法がわからないという声があります。WELL BE CHECKを実施してもらうことでその方にあった健康法がわかるので、そういったニーズも叶えていくことができるのです。

私たちがつくりたいのは、学校の保健室みたいなものです。日々のちょっとした不調を気軽に相談できる場です。日本にはすでにたくさんの病院がありますが、これからの日本に必要なのはこういった健康づくりを相談できる場所なのです。

チーム未病でつくるヘルシーなおやつ「Feel Health チップス」

未病栄養コンサルタントの集まるチーム未病にはさまざまな専門家がいるので、チームで商品開発も行っています。健康を感じる〝Feel Health〟という言葉をブランドネームにし、健康無関心の人でも取り入れやすいブランドを立ち上げました。

２０２４年4月現在、力をいれて開発しているのが、「Feel Health チップス」です。健康食品というとサプリメントのイメージも強いですが、健康無関心な人にはそもそもサプリメントを摂る習慣がないのではじめるハードルが高いと感じています。普段の習慣を変えずに、置き換えるだけならはじめることができるのではないかという想いで開発したのが、大豆でできたFeel Healthチップスです。Feel Healthチップスは、味が濃くて美味しく、腹持ちがいいのが特徴です。そして、ついでにとんでもなくヘルシーです。

さらにFeel Healthチップスには、「健康はギフト」という想いも詰まっています。表のパッケージには、手をいれることで〝あなた〟に食べてほしいという想いを表現し、裏にはメッセージ欄があるので大切な人へのちょっとしたプレゼントに最適です。

例えば、ジャンクフードが大好きでなかなか健康の価値が伝わらない旦那さんや、友達、お子様などにメッセージ付きで軽い気持ちでプレゼントできます。

健康食品というと、機能的な価値ばかりを強調しがちですが、この商品は「なぜあなたに健康でいてほしいのか？」という情緒的な価値を中心に開発を行いました。

そして、販売スキームに関してもそれぞれの専門家の観点で自由に販売できる仕組みをつくっています。開発から関わることで自信を持ってクライアントにお伝えできるのと、チーム全体で経済を広げていくことができるのです。

開発から販売まで、チームで共創していく新たな仕組みで、まさに未病産業の共創事例の1つになるでしょう。

チーム未病で共創してうまれた「Feel Healthチップス」

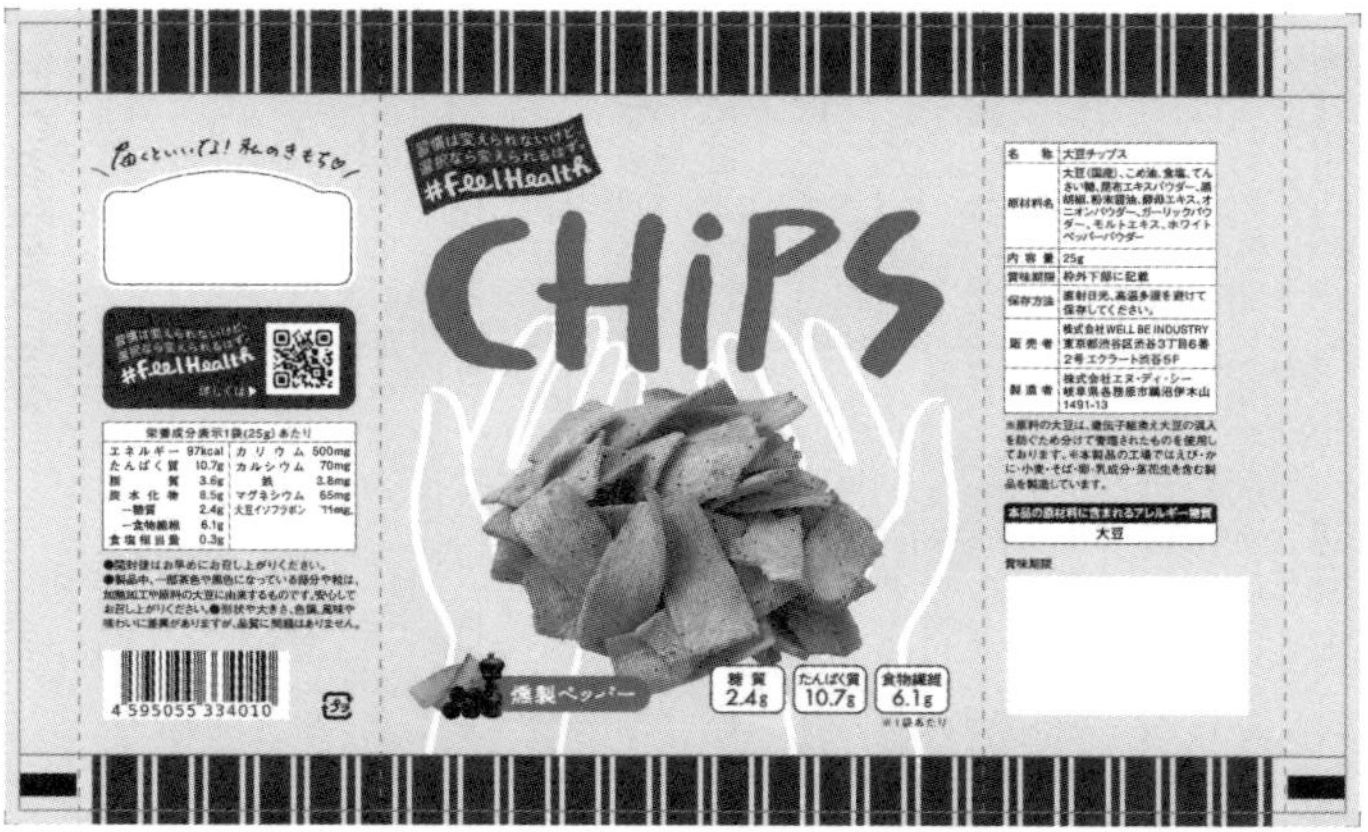

Feel Healthチップスには、「健康はギフト」という想いも詰まっています。表のパッケージには、手をいれることで”あなた”に食べてほしいという想いを表現し、裏にはメッセージ欄があるので大切な人へのちょっとしたプレゼントに最適です。健康食品というと、機能的な価値ばかりを強調しがちですが、この商品は「なぜあなたに健康でいてほしいのか？」という情緒的な価値を中心に開発を行いました。

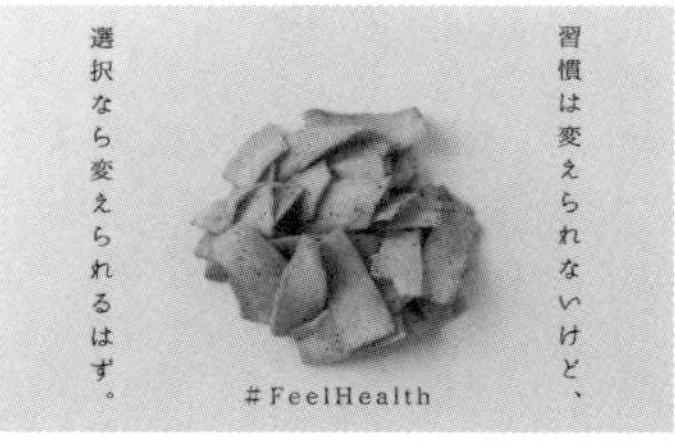

習慣は変えられないけど、
選択なら変えられるはず。

普段の習慣を変えずに、置き換えるだけなら始めることができるのではないかという想いで開発しました。

未病エコシステムをつくる

改めて弊社の理念は、〝未病産業の創出を通じて、すべての人へ健康を考えるきっかけを提供する〟ということです。私たちが目指しているのは、未病産業を創出していくことなのです。病気になる前の未病の段階で、自分自身の健康に投資をするという仕組みを広げていきたいのです。未病エコシステムとは、健康づくりに関するあらゆる要素が連携し、人々が健康を維持するための環境を構築するシステムです。これには、行動変容ステージの引き上げ、健康食品や健康サービスの提供などが含まれます。

そして、その中心には生活習慣に関するビッグデータが必要です。医療とは別に未病におけるＰＨＲによってデータを集計し、そこから最適なサービスへと繋げていきます。例えば、健康食品メーカーやフィットネスクラブ、健康相談窓口など、さまざまな業種や専門家が協力して、個々の人々が健康な生活を送るための支援を行います。

また、未病エコシステムは地域レベルでも展開されていきます。地域社会においては、地域住民が自身の生活習慣のデータを共有し、地域全体で健康を支える取り組みが行われるでしょう。また地産地消の食材や、ヘルシーなレストランなどの情報にスムーズにアクセスでき、自分の健康状態に最適な情報が届く仕組みです。そして、地域の医療機関や福祉施設、地域団体が連携して、健康イベントや健康教室の開催、健康相談の実施などを行います。こうした取り組みによって、行動変容ステージの底上げが行われ、同時に地域社会においても新たな経済が生まれ、そして、循環していくのです。

こうした経済圏が生まれることで新たな産業が生まれていきます。経済産業省の目標値では、公的保険外のヘルスケア・介護に係る国内市場を２０５０年に77兆円に（２０２０年24兆円から約50兆円増）まで拡大していくとしています。仕組みが中心にあり、その周りに健康づくりに関わるモノ、サービス、ヒト、カネが循環していくのです。こうした未病経済圏をつくっていくことが私のビジョンです。

チーム未病で未病革命を起こす

革命という言葉の定義をＡＩに聞いてみると、このような回答が返ってきました。

革命は、社会、政治、経済、文化などのある特定の領域において、急激で根本的な変化が生じることを指します。この変化はしばしば従来の体制や価値観を根底から覆し、新しい秩序やシステムの構築を促します。革命は通常、大衆の不満や抗議行動、または新しいイデオロギーや技術の台頭などの要因によって引き起こされます。その結果、社会的構造や権力関係、経済システムなどが大きく変化し、時には新たな政治体制や社会秩序が確立されることもあります。

革命というと一見大袈裟なように思うかもしれませんが、この定義を読んでみるとこれから私たちがやろうとしていることはまさに革命そのものだと思わされます。本当は誰もが頭では理解しているはずの健康の価値が後回しにされてきた社会構造と社会システム、文化や価値観を根底から変えていくことが必要なのです。後回しにしてきたツケは確実に目の前に迫っています。そしてそのツケは、あなた自身だったり、あなたの周りにいる絶対に失いたくない、かけがえのない人たちが払うことになるかもしれません。

他人事では世の中は変わりません。政治家、家族、仕事、時間やお金のせいにしてはいけません。すべてはあなた自身の選択であり、その結果はあなたが選んできたものです。人生は選択の集合体だからこそ、選択を変えていけばあなたの人生は確実に変化していくのです。あなたの体と心が栄養でつくられているように、あなたの幸福は選択によってつくられているのです。

健康を考えるということは、明るい未来を考えるということです。健康は永遠に辿りつかないユートピアのようなものです。しかし、健康を考えることは、〝幸せに生きたい〟という人間にしかできない、人間くさい願いであり、健康を考えること自体に価値があるのです。未病革命は、私たち1人ひとりが〝健康とは何か？〟を考えることからはじまるのです。あなたにとっての〝健康の価値〟はなんですか？

第6章まとめ

- PHRは自身の健康情報を集め、管理するための電子ファイルやシステムのこと
- 医療だけではなく未病の領域でもPHRの導入が不可欠になる
- 健康日本21では新たに5つの視点が追加
- 「健康な人ってかっこいいし、美しい」といった健康のステータス化が重要になる
- 地域における健康増進政策は、まず現状把握から始めること
- 健康経営にも未病の概念が重要になる
- チーム未病で競争から共創へ!!

"健康とは何か？"を考えることから革命がはじまる

おわりに

未病ヘルスケアの道で生きると決めて2018年6月に会社を創業してから、泥臭く同じ想いを何度も何度も語ってきました。今思えば、どうやって生きてきたんだといった苦労ばかりでしたが、こうして今本を執筆している状況がまさに奇跡だと思わされます。

これまで数えきれないほどのたくさんの人に助けていただき今があると思っております。まずは、関わっていただいたすべての方に感謝を申し上げます。

健康という言葉は、人によっては鬱陶しくもあり、直視したくない言葉かもしれません。しかし、残念ながら人間が生物である以上、全員が遅かれ早かれ死んでいくのです。健康を考えるということは、幸せな生き方を考えることだとお伝えしましたが、それは言い換えると死に方を考えることともいえます。

病気で苦しみ、人生に後悔しながら死んでいくのか？　それとも、薄れゆく意識の中で後悔なく幸せいっぱいで老衰によって死んでいくのか？　その違いにすぎないのです。どちらを選択するかは自由です。しかし、事実として死んでいくときに周りが笑顔で送ってくれるのは老衰という死に方だけなのです。

厚生労働省が発表した「令和4年（2022）人口動態統計月報年計（概数）の概況」では、

令和4年の全死亡者に占める老衰死の割合は11・4％と報告されています。つまり、老衰という死に方は10人に1人ほどしかいないということです。この数字をみてみなさんはどのように感じましたか？

生き物は必ず死ぬという宿命のなかでどんな人生を全うしていくのか、そしてどのように死んでいきたいのか。それを考え続けることが生きるという行為で、それこそが人間的健康なのです。

生活習慣病とはなんなのか？　それを私たちは「人生病」と呼んでいます。人生は習慣によってつくられ、その中の悪習慣の歪みが結果的に表面化して病気として現れるのです。だから、私は生活習慣指導という言葉は適切ではないと考えています。指導ではなく、共感と気づきが必要なのです。ほとんどの人は生活習慣の歪みに気づいておらず、その環境が提供されていない社会構造とシステムに問題があるのです。だから、私は未病を数値化するWELL BE CHECKというシステムを開発したのです。

健康づくりは一朝一夕ではなく、継続的な努力が必要です。未病や予防という概念はすぐに結果を実感できるものではないので、直接的には感謝されにくいです。しかし、本人が気づかずとも未来での人生の結末が変わっているのです。そんな尊い想いと、絶対に諦めない努力によってのみ未病ヘルスケアの新たな仕組みづくりが達成できるのだと思います。

さて、本書を執筆するにあたり日頃の私たちの活動と本書の制作に関わっていただいた方々に感謝の意を表します。チーム未病として切磋琢磨して、ともに未病産業創出に向けて活動をしている未病栄養コンサルタントのみなさん、戦略面でいつもお世話になっている弊社顧問の西根英一さん、出版を引き受けていただいたセルバ出版の森忠順さん、編集者やデザイナー、校正者など、お力添えいただいた皆様に心から感謝申し上げます。

そして、私の一言で苦労ばかりの茨の道に巻き込まれた高校時代からの親友であり、弊社取締役の山本卓満とその家族のみなさん、私にかけがえのない価値観を与えてくれ、道半ばで天国へいってしまった私の母に心からの感謝申し上げます。

最後に本書を手にとってくれた読者の皆様に、心から感謝申し上げます。

株式会社 WELL BE INDUSTRY　代表取締役ＣＥＯ　花高　凌

参考文献

References

(n.d.). スマート・ライフ・プロジェクト . Retrieved April 21, 2024, from https://www.smartlife.mhlw.go.jp/

健康経営のメリット . (n.d.). ACTION ！健康経営 . Retrieved April 20, 2024, from https://kenko-keiei.jp/about/merit/

厚生労働省 . (n.d.). 休養・こころの健康｜厚生労働省 . 休養・こころの健康 . Retrieved April 18, 2024, from https://www.mhlw.go.jp/www1/topics/kenko21_11/b3.html

厚生労働省 . (n.d.). 健康日本 21(第 3 次). 健康日本 21(第 3 次). Retrieved April 18, 2024, from https://www.mhlw.go.jp/content/10904750/001102264.pdf?fbclid=IwAR3D-pzXp5DcOHac-1dYbJqumZ2eRlwKhqaULFLjrSSKXjMsweFiWsTTFiA

脳と身体を最適化せよ！「明晰な頭脳」「疲れない肉体」「不老長寿」を実現する科学的健康法 (麻 . 矢島 , Trans.). (2024). ダイヤモンド社 .

小島 , 正 . (Ed.). (2015). 誤解だらけの遺伝子組み換え作物 . エネルギーフォーラム .

チャーチ , ド . (2019). 思考が物質に変わる時 : 科学で解明したフィールド、共鳴、思考の力 (公 . 島津 , Trans.). ダイヤモンド社 .

藤川 , 徳 . (2020). 心と体を強くする！メガビタミン健康法 . 方丈社 .

西根 , 英 . (2020). ヘルスケアビジネスの図本 : ヘルスケアビジネスの要件を満たすための (50) の開発目標 . ヘルスケア・ビジネスナレッジ .

アル＝カリーリ , ジ ., & マクファデン , ジ . (2015). 量子力学で生命の謎を解く (淳 . 水谷 , Trans.). SB クリエイティブ .

健康経営（METI. (n.d.). 経済産業省 . Retrieved April 20, 2024, from https://www.meti.go.jp/policy/mono_info_service/healthcare/kenko_keiei.html

著者略歴

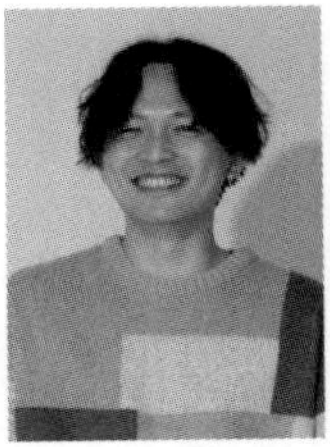

花高　凌（はなたか　りょう）

株式会社 WELL BE INDUSTRY 代表取締役 CEO

1992年京都出身、大学院では微生物の遺伝子工学の研究を行うが、病気の原因の多くは後天的な生活習慣に起因することを知り、病気の治療よりも病気にならないための世の中の仕組みづくりに興味を持つ。2018年に日本に新たな健康づくりの仕組みをつくるために創業。分子生物学、分子栄養学をベースとした本質的な健康づくりの人材教育を行い、2024年4月時点で230名を超える専門家チームをつくり上げた。ひとづくり、ものづくり、仕組みづくりから未病産業の創造を目指す。

未病革命　新時代の健康づくり

2024年6月27日　初版発行

著　者　花高　凌　© Ryo Hanataka

発行人　森　忠順

発行所　株式会社 セルバ出版
〒113-0034
東京都文京区湯島1丁目12番6号 高関ビル5B
☎ 03（5812）1178　FAX 03（5812）1188
https://seluba.co.jp/

発　売　株式会社 三省堂書店／創英社
〒101-0051
東京都千代田区神田神保町1丁目1番地
☎ 03（3291）2295　FAX 03（3292）7687

印刷・製本　株式会社 丸井工文社

Printed in JAPAN
ISBN978-4-86367-897-2